跟着小神农学认药

止血活血药

谢 宇 著

CTSK 湖南科学技术出版社

图书在版编目（CIP）数据

　　跟着小神农学认药. 止血活血药 / 谢宇著. -- 长沙：湖南科学技术出版社，2017.8（2021.9 重印）

　　ISBN 978-7-5357-9369-0

　　Ⅰ. ①跟… Ⅱ. ①谢… Ⅲ. ①中草药－基本知识②止血药（中药）－基本知识③活血祛瘀药－基本知识 Ⅳ. ①R286

中国版本图书馆 CIP 数据核字（2017）第 163642 号

GENZHE XIAOSHENNONG XUE RENYAO ZHIXUE HUOXUEYAO

跟着小神农学认药　止血活血药

著　　者：谢　宇
责任编辑：李　忠　王　李
出版发行：湖南科学技术出版社
社　　址：长沙市芙蓉中路一段 416 号泊富国际金融中心
网　　址：http://www.hnstp.com
湖南科学技术出版社天猫旗舰店网址：
　　　　　http://hnkjcbs.tmall.com
印　　刷：长沙艺铖印刷包装有限公司
　　　　　（印装质量问题请直接与本厂联系）
厂　　址：长沙市宁乡高新区金洲南路 350 号亮之星工业园
邮　　编：410604
版　　次：2017 年 8 月第 1 版
印　　次：2021 年 9 月第 2 次印刷
开　　本：787mm×1092mm　1/32
印　　张：10
字　　数：193 千字
书　　号：ISBN 978-7-5357-9369-0
定　　价：24.00 元
（版权所有 · 翻印必究）

主要人物介绍

朱有德： 镇上著名的老中医，已经有30多年的行医经验，为人忠厚老实，古道热肠，经常无私帮助一些生病的穷人，有时候甚至少收或者不收药钱，赢得了很多患者的赞誉。近年来，由于年纪大了，不想让自己的医术失传，所以收了小神农作徒弟。

小神农： 10岁左右，性格活泼，对中医药学有着浓厚的兴趣，聪明又爱好学习。经人介绍，来到了朱有德身边。跟随朱有德学习的时间不长，但是已经认识了很多草药，进步飞速。不过他比较调皮，有时候比较马虎，容易认错草药。

张大爷： 药材商人，常年给朱有德供货。他走南闯北收购药材，见多识广，对于药材的种类和性质十分清楚。经常到朱有德家送药材，和朱有德关系不错，也非常喜欢小神农。由于他见识丰富，小神农也很喜欢他，经常盼望他到来。再加上他送的药材货真价实，朱有德也十分信任他。

师　娘： 朱有德的妻子，老实敦厚，对小神农十分喜爱，视如己出。她非常支持朱有德行医，平日里会帮助朱有德整理草药，是一个温柔善良的贤内助。由于在朱有德身边多年，耳濡目染也掌握了一些中草药知识，有时候也会对小神农进行指导。

慕　白： 朱有德的师弟，经营一家草药山庄，有多年行医经验。

荣　桑： 慕白的徒弟，比小神农大几岁。跟随慕白学习的时间比较长，对草药的知识掌握得比小神农多，而且性格比小神农沉稳。

内容简介

止血活血药

血液是人体脏腑组织的濡养根本所在，没有血液的营养，人体一切活动及存在就无从谈起。与血液有关的养生、疗治中药多不胜数，应根据自身气血调和的需求，灵活采取止血、活血、补血等方法。

血液为人体精微物质，环周不止，荣养全身，若血液溢出脉外，轻者引起机体衰弱，重则导致气随血脱，危及生命，所以止血药不论是治疗一般出血证，还是急诊抢救、创伤或战伤救护，均有重要意义。活血药则以疏通血脉，促进血行，消散瘀血为主要作用，这类药物主治范围广泛，遍及内、妇、外、伤等临床各科，对于人们的日常生活具有重要的实用价值。现代人群，特别是妇女，由于工作或生活压力巨大，加之生活习惯等因素的影响，患血虚之证者亦日渐增多。补血药以补血为主要功效，其性味多甘温或甘平，主要用于血虚证。

本书对于生血、止血、补血、活血的各类中草药进行了罗列，并分类讲解，以帮助阅读者轻松识别促进血液健康的药材，达到对症下药、科学调理的目的。

出版说明

中医药学是我国所特有的一门学科，不仅包含了道家、儒家的养生基础和理论，更含有阴阳五行之哲学，使其形成祖国文化中深厚的知识基础。

随着《中华人民共和国中医药法》的颁布，中医药学受到越来越多人的关注和重视。在这项立法中，第二条规定对这一法规作出了详细解释：本法所称中医药，是包括汉族和少数民族医药在内的我国各民族医药的统称，是反映中华民族对生命、健康和疾病的认识，具有悠久历史传统和独特理论及技术方法的医药学体系。

不仅如此，自中医药法实施以来，引起了社会各界很大的反响，尤其是教育界对此非常重视。国家创新方法研究会、北京中医药大学、中国人民大学附属中学特别举行了一场"中医文化进校园校长研讨会"，国家中医药管理局局长王国强指出：将中医药文化带进校园，根据不同阶段的学生，开设不同程度的中医药课程，不仅能普及中医药知识，帮助青少年健康成长，还能将祖国传统医药文化进行发扬传播。所以，研讨会最后得出结论：要大力倡导各校进行中医药文化与推拿等养生保健技术的普及和学习。至此，各学校开始纷纷行动起来，其中北京市为全国各校的领军示范，他们早于2009年便已经开展了中医药文化的学习，及时将这一课程带进了课堂。现在，在北京有9万名中小学生在选修中医药文化课。

另外，浙江省也不甘落后，他们于2015年开始将中医药文化纳入全省小学五年级的课程之中，而且还特别建立了中医药科普宣传团，不时举办中医药文化大讲堂，为的就是把中医药文化知识带进社区、乡村、家庭，从而发扬、推广中医药文化，壮大中医药文化的人才队伍。立于创新教育的基础上，其他省市也看到了中医药文化学习的重要性，山东、安徽等省也正在努力将中医药文化带进课堂中，按不同的班级传播不同的中医药学知识。这些做法均对中医药学的发展有着良好的推动作用。

事实上，现在还有很多人对中医药学心存误解，认为一提中草药便是晦涩难懂、深奥费力的专业学识。其实不然，中草药作为祖国医学体系的特色，作为中华民族的精粹，其在日常生活中的应用非常广泛，而且其根源又深入生活，实用于生活，是难得的既可治疗疾病又能强身健体的常见药物。对这些中草药进行了解、认知，无疑在发扬中医药学的同时，又可对自我生活产生极大的帮助和神益。

我们出版这套《跟着小神农学认药》（共计8种）便是本着这一意图而推出的，其最大的特色在于化繁为简，书写轻松，全书以故事讲解为基础，通过人物、事件的发生，将中药材的特征、用途、功效等进行讲解。主人公小神农作为一个处于学习过程中的孩子，边玩边学，逐渐对中医应用的各味中药材达到了了解、认知，这是一个寓教于乐的过程。其实，这对每一个阅读此书的读者而言也是如此，我们从对中医药学的一无所知，到跟着故事慢慢遨游于中药材世界之中流连忘返，这个过程不只会让我们增加相应的中医药学知识，更让我们收获生活养生的真知酌见。相信看完本套书，读者朋友们对中医药学的看法才会产生质的改变：原来我们所认为难懂深奥的中医药学其实就这么简单，甚至那些看似神秘的治病救人之中药材，也不过是生活中常见的草木而已。

可以这样说，本套书的最大特色在于寓事于理，传播中医药学的精髓。书中按人们日常多需多用的调理之用药进行了分类，把各种药材分别归纳成不同种类，比如补虚药、利水渗湿药、清热解毒药、止血活血药、解表药、消食药、祛风湿药、收涩驱虫药、温里理气药、安神开窍药、止咳化痰药等。有了这样细致的划分，我们在阅读的时候便简单而有针对性，再也不会觉得中医药学繁冗无味了。读者只需按自己所需要的问题去对故事进行阅读，便可于其中寻找到有益于自我身体的药材。这样一来，那些日常多见的中药材也不会被我们视为无用之草芥，弃之如敝屣了。

应该说，正是本着让人们全方位认知中药材，了解其药性及功效的目的，我们才在发扬中医药学的基础上进行了创新开发与出版。另外，由于本套丛书写作时间较紧，加上作者自身知识水平所限，书中难免会有不足之处。但相信中药材之魅力可弥补写作上的不足，从而彰显中医药学知识的光辉。惟愿本套丛书的出版，可以让中医药学得到光大传播，让大众享受简单中药材所带来的别样养生人生！读者交流邮箱：228424497@qq.com。

丛书编委会
于北京

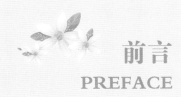

前言
PREFACE

　　中草药是中华民族几千年来与疾病作斗争过程中总结出来的医药瑰宝，是中华民族的智慧结晶，不论是预防保健，还是治疗疾病，都有其独特的功效。在中医药学形成和发展的漫长历史进程中，它为中华民族的繁衍、昌盛以及人民的健康长寿做出了积极贡献。近年来，由于世界上"绿色食品""天然药物"的兴起，中医中药备受青睐。随着社会的不断进步和科学技术的飞跃发展，人类的自我保健意识不断增强，回归自然的愿望也越来越强烈，人们更加赏识和注重中草药预防疾病和养生保健的功效。从古至今，传统中医药学不仅是人们治病救命之源，更被视为健康养生之本。纵览历代先贤著作，虽然《黄帝内经》《伤寒论》《难经》《千金方》等用药典籍不胜枚举，但其中被历代延传的精华多不在于药方，而在于草药。正因为如此，传统中医才将诸药以草为本，从而成就本草之名。

　　然而中国地大物博，草药数量岂止万数之多！每种药物又分别有四气、五味、归经、升降浮沉、使用禁忌等条目，若无人能辨认草药、理解药性、了解药效，那么这些天赐的愈疾之宝恐怕就会埋没于泥淖之中了。而中医典籍对于大部分刚接触中草药的人来说，又实在深奥难懂，让人望而却步。但若因此而使得传统医学之智慧最终湮没于尘埃，就实在是国人乃至世界的不幸了。基于此，笔者本着传承传统中医文化、传播优秀中医药学的初心，撰写了这套集药物速认、了解药性、对症病情、简单运用为一体的中医药普及丛书。

为了更好地让初读本套丛书的读者能够迅速认识中草药及了解它们的特点和用途，丛书以故事串联成章，以系列成书，从现代人日常生活的关注热点出发，以实用为第一准则，选取日常生活中可见的、常用的各类药物——进行介绍。书中每一个故事就是一味草药，草药之间以药性为内在承接点，似金线串联珍珠，将传统中医药学精华串联此系列丛书。笔者惟求在深入浅出地为读者厘清药物功效作用的同时，让读者在快乐阅读中引发对传统中医药文化的兴趣，将祖国中医药文化向更深更广的社会人群中辐射、影响。此外，考虑到不同读者对于不同性味中草药的了解需求可能存在差异，笔者在编写时，采用单章成文、内中相连的编著方式，让读者既可以掌握全部药材的功效，又可随时取出一味为己所用，真正做到理论与实践结合，研究与实用兼备。

同时，为使丛书达到老叟喜读、孩童能解的表达效果，书中尽量减少了专业性较强的学术用语，代之以通俗易懂的语言。在讲解形式上，采用由小徒弟与老中医之间所发生的谈话、趣事的模式，在故事中慢慢揭开草药神奇作用的谜底，以图使读者在轻松愉快的氛围中，以探寻未知奥秘的方式，了解中草药的神奇之处与中医文化的博大精深。编写过程中，笔者也尽力做到浓缩精华、于众家所长中择善而从，为读者免去选择之烦。

丛书内容以补虚药、利水渗湿药、止咳化痰药、清热解毒药、收涩驱虫药、止血活血药、祛风湿药等为主线，罗列人们日常常见之症状，对症给出相应中草药性状特点、作法用途，使读者能够轻松对症下药，而不至于沉浸于学海中茫然无措。虽不求读者凭此一书成医，但求勉力提供治疗轻微症状、预防潜在疾病的措施的可能，故丛书不仅为治疗疾病也为大众养生而作。中医药学向来注重阴阳调和以护养生气，中医药学的精粹也包含历代杏林圣手于实践积淀中得出的养生强健之法。走进中药，认识中药，既是学习防病的开始，又是养生强体的基础。所谓"未病先防，既病防变"，传统中医的理念便是防重于治，因此丛书在预防良方上多有赘述。

本套丛书撰稿之初，笔者喜闻中国科学家屠呦呦因研制出抗疟新药——青蒿素和双氢青蒿素而获得诺贝尔生理学或医学奖，而且这一被誉为"拯救2亿人口"的发现正是来自传统中草药青蒿。在为我国科学家领先世界一流的研究成果惊叹的同时，笔者似乎也看到了中医药学的光明未来。不久之后，2016年第十二届全国人民代表大会常务委员会第二十五次会议通过了《中华人民共和国中医药法》，此法已经于2017年7月1日起正式施行。从多方面来看，中医药学的振兴已成不可阻挡之势，中医药文化及推拿等养生保健等技术进学校、进课堂、进教材当在目前。值此良机，笔者编写本套《跟着小神农学认药》丛书，切合普及传统中医文化的现实需要，并通过诙谐幽默、生动有趣而科学精准的讲解，让读者在浅显易懂、图文并茂的阅读中，不仅获得真正实用的中医药学知识，也享受轻松学习知识的过程，这不仅是一场知识饕餮，更是一场视觉盛宴！

丛书编委会
于北京

目录
CONTENTS

止血活血药

1

止血活血药

白茅 ——理血止血的消暑药

最近，朱有德家附近搬来一户姓张的邻居，小神农管这家的男主人叫张叔叔。张叔叔有一个和小神农年龄相仿的儿子，名叫帅子，很快就和小神农成了好朋友。

一天，帅子与小神农相约去附近的山上玩。小神农心想，既然要去山上玩，不如顺便带上一些挖药的工具，运气好的话还能挖回一些草药。

于是，小神农背上小背篓和帅子一起上山去了，两人在山中玩得不亦乐乎。就在两个人追赶打闹的时候，帅子一个不留神跌倒了，膝盖正好磕在了一块带尖的石头上，顿时鲜血直流。

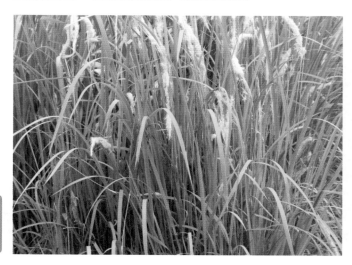

白茅

　　帅子见到流血了，一下子就慌了起来。一旁的小神农则不慌不忙，他从容地看了看四周，然后在不远处挖出一种植物的根，捣碎之后敷在帅子的伤口上。结果帅子的血很快就止住了，疼痛感似乎也没有之前那么强烈了。

　　"小神农，你给我敷的究竟是什么草药呀？怎么这么管用？"帅子问道。

　　"我给你敷的草药称为白茅，你看，就是不远处那株高25～80厘米，宽2～7毫米的植物。这种草药在山里是最为常见的，只不过大家都不知道它的药效罢了。你要记住，以后遇见了出血的情况就可以用它的根来止血。"小神农指着不远处的白茅说道。

　　"你说的这个白茅在我看来就是杂草啊，这也太常见了吧？我经常会摘白茅上面的小穗来玩，没想到它还有这么大的用途。"帅子说道。

　　"这白茅性寒，味甘，具有补中益气、活血、利尿、通利血脉、解酒毒的功效。一般来说，我们用白茅可以治疗肠胃邪热、各种淋证、崩漏、瘀血闭经、劳伤虚羸、月经不调以及各种出血的症状。"小神农说。

　　"那我们待会儿也采一些回去给你师傅吧！"帅子提议道。

　　"好呀！我们采一些回去，你也带一些回去。用这白茅根与葫芦瓜放在一起煮糖水喝还可以治疗肺热咳嗽。今天我去你家的时候见你娘有这种症状，你回去之后不妨煮一些给她喝。"小神农说。

　　两个小男孩在山上采了很多白茅之后，一路上有说有笑地下山去了。

白茅

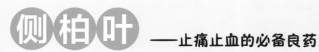

侧柏叶 ——止痛止血的必备良药

　　这一天，小神农与师傅朱有德在集市上遇见了一位老者，只见他身上长了一大块恶疮，伤口看上去触目惊心。小神农是第一次见到这种情况，有点害怕。

　　朱有德看到了，就吩咐小神农到附近找一些侧柏叶回来。小神农撒腿就跑，很快就在附近找到了侧柏叶，拿回来交给师傅。朱有德将侧柏叶放在火上烧，将烧出来的油取出，涂抹在老者的伤口位置。临别时，他吩咐老者每天都要坚持取侧柏叶的油涂抹在患处，这样三五天就应该痊愈了。

　　回家的路上，小神农对朱有德说道："师傅，您刚刚让我去找侧

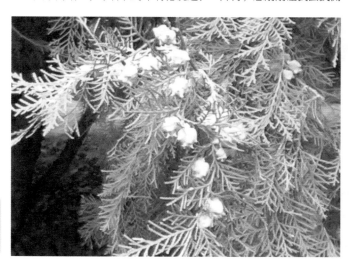

柏叶给人治病，我还差一点没有找到。多亏您之前教过我，这侧柏叶就是柏树的叶子，不然刚才我就得空手而归了。"

"这侧柏叶最大的好处在于随处可见，想要什么时候用就什么时候采就行了。不过你对这么常见的药材都还这么不了解，师傅可要好好说说你了。"朱有德板着一张脸严肃地说道。

"师傅，我错了，我不应该疏忽眼前的药材。"小神农低头认错。

"这侧柏叶的作用也不小，它性微温、味苦，具有强身健体、补益正气的作用，可以治疗血尿、湿痹、崩漏、吐血等症。此外，柏树的果实也具有一定的药用价值，它性平、味甘，具有补养心气、滋润肝脏、滋肾润燥、安宁神志、强身健体、延年益寿、安五脏、抗衰老、除风湿以及补血止汗等功效，可以用于治疗小儿惊痫、惊悸、精神恍惚、血尿、湿痹、肾中阴冷等症。"朱有德说。

"柏树的果实？师傅，您是说柏树上长出的圆球形的东西吗？"小神农问道。

"对呀！你看看你对我们身边的药材都还不十分了解，还想去了解那些我们这里根本找不到的药材。我看，你今后还是先从了解身边的药材入手吧！今天回去之后，你要认真地观察我们周围的植物，记下这些植物的特点，并且了解它们的药性和功效。"朱有德吩咐道。

小神农通过这件事也知道了，了解再多的草药也没有先把眼前的草药认识清楚重要，只有认识清楚眼前的草药，才能够像师傅那样就地取材给人治病。

黑木耳——凉血止血的木菌

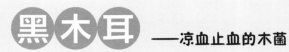

　　雨后的空气总是那么清新。昨天下了一夜的雨，今天一早小神农就和师傅去山里采药了。突然，他发现了一些新鲜的木耳，忍不住叫道："师傅，您快来看看，这里有新鲜的黑木耳。"

　　朱有德对小神农说："你好好观察一下这新鲜的黑木耳，它们可和晒干的黑木耳有很大区别。"

　　小神农仔细观察黑木耳后发现，新鲜的黑木耳是柔软的胶质，表面有些黏，但是富有弹性。黑木耳上有一些褶皱的地方，这些地方有一些软骨质感。黑木耳的边缘为波状，宽度2～6厘米。仔细看看，原来黑木耳叫这个名字还真是名副其实，因为它长得与人的耳朵真的是太像了。

　　小神农吃过干木耳，他觉得晒干后的黑木耳与新鲜的黑木耳有很大的不同。晒干之后的黑木耳会强烈收缩，变成黑色，质地坚硬并且

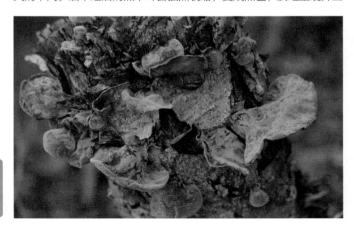

有革质感，背面的颜色为暗青灰色或者紫褐色，并且还长有一些短小的茸毛。小神农小心翼翼地采下一些黑木耳，打算晚上让师娘做黑木耳给自己吃。

回家之后，小神农对朱有德说："师傅，今天晚饭我们就吃白天采回来的黑木耳，好吗？"

"虽然晒干的黑木耳食用起来没那么方便，可是这新鲜的黑木耳是有毒的，是不能食用的。你先把木耳给你师娘，让她晒干之后咱们再吃吧。"朱有德对小神农说。

"啊？我还以为这新鲜的黑木耳是可以吃的，没想到它居然有毒呀？那看来今天晚上我们是吃不了木耳了。"小神农有些失望地说。

"新鲜的黑木耳不能吃，不代表着不能吃晒干的黑木耳呀！如果你想吃，可以让师娘泡一些晒干的黑木耳给你吃。"说完，朱有德将晒干的黑木耳递给妻子，让她用水浸泡好，炒给小神农吃了。小神农吃得津津有味。

"小神农，你别光顾着吃黑木耳，我得考考你，你对这黑木耳的了解有多少呀？"朱有德一边吃，一边问道。

"黑木耳性平，味甘，具有止血止痛、补血活血的功效，可以用于治疗气虚血热导致的腹泻、崩漏、下血心痛、月经不调等症。"小神农说道。

"其实，吃木耳如果方法用对了，还可以治疗血痢下血。用水将黑木耳煮熟，放入盐和醋后，连汤汁一起服用即可。"朱有德说。

"这个方法我一定要记下，以后遇见这样的病症我也可以帮人治疗。"小神农立刻找来了纸和笔，详细地记下了朱有德说的治病方法。

黑木耳

蔍菜

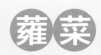

——解胡蔓草毒、止血的竹叶菜

春天的时候，朱有德在菜园里种了很多菜，现在到了夏天，菜都已经长出来了。空闲的时候，小神农就会去菜园转转，还在里面发现了一些不认识的菜。

小神农看着一种高30～50厘米的菜，觉得非常陌生，他确定自己之前没有见过这种蔬菜。他采下一株仔细观察，发现这菜的茎是中空的，为浅绿色或者绿色，带有一些紫红色。蔬菜的叶子为单叶互生，并且长有长长的叶柄。叶片的形状为戟形或者心形，叶子的边缘为波状。

小神农拿着蔬菜找到朱有德，问道："师傅，这菜我之前从来都

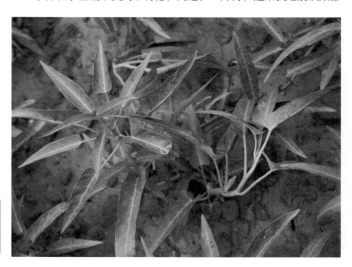

蔍菜

没有见过，您能告诉我它究竟是什么蔬菜吗？"

"这叫蕹菜，平时可以炒着吃，也可以煮汤来喝，味道十分鲜美。"朱有德说道。

"师傅，您不可能无缘无故就种这种菜吧？它一定是一味药材，对不对？"小神农对朱有德的性情十分了解，知道朱有德应该不会随随便便种一些毫无药用价值的蔬菜。

朱有德笑着对小神农说："看来你还是很了解我的嘛！你说的没有错，这蕹菜的确具有一定的药用价值，它的茎叶和根都是非常好的药材。蕹菜性平，味甘，具有清热解毒、利尿、止血等功效，可以用于治疗小便不利、尿血、蛇虫咬伤以及食物中毒等症。"

"这蕹菜还可以治疗食物中毒？那它具体可以治疗哪些食物引起的中毒症状呢？"小神农接着问道。

"这蕹菜主要可以治疗由砒霜、野菇、钩吻等引起的中毒。此外，将蕹菜煮熟之后，还可以解胡蔓草的毒；外用的话还可以治疗疮疡肿毒。"朱有德说。

"这蕹菜的作用真是不小，吃过之后对身体也非常好，看来我以后真的应该多吃一点蕹菜。师傅，今晚让师娘做蕹菜吃好不好？"小神农笑着说道。

后来有一次，帅子流鼻血，用了很多办法都止不住。小神农将蕹菜的根与白糖放在一起捣碎，让帅子用沸水冲服，结果鼻血很快就被止住了。小神农能将自己学到的中医知识灵活地运用到生活当中，朱有德倍感欣慰。

蕹菜

大蓟

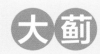

——良性的止血药物

朱有德和小神农午后闲暇无事，就想着去山上转转。由于上山的时间已经偏晚，朱有德决定不往山里走，就在附近走一走，找找能够使用的草药即可。

小神农转了一会儿，终于发现了今天的目标——大蓟。之前他在书上见过关于大蓟的介绍，书上说这大蓟的茎为圆柱形，茎的颜色为绿褐色或者褐棕色，茎上长有直立的棱线，茎的质地比较硬，但是也很脆。大蓟的叶子表面有一些皱缩，绝大多数的叶子都是破碎的，叶片的颜色为绿褐色，完整的叶片形状为倒披针形或者倒卵状椭圆形。茎与叶子上都长有灰白色的蛛丝状毛，质地比较松脆。大蓟的花朵花

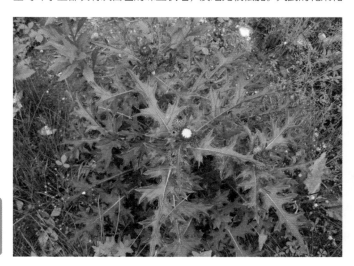

序为球形或者椭圆形，气味有一点淡淡的幽香。

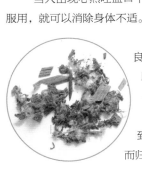

小神农一眼就看到了大蓟，于是用力将大蓟的根挖出来，并且将大蓟的叶子也小心翼翼地采了下来。

朱有德见小神农认真地采着大蓟，就问："小神农，你今天为什么要特意采大蓟呢？"

"因为家里的大蓟并不多了，前几天我收拾药房的时候就注意了，所以今天我们采一些回去吧！"小神农说道。

"看来你比我还要了解药房的事情。既然你要采大蓟回去，就不妨跟师傅讲讲这大蓟有什么作用好了。"朱有德说道。

"大蓟性温，味甘，具有凉血止血、散瘀消痈的功效，可以用于治疗妇女赤白带下、鼻衄、胸膈烦热、下血、血崩等症，还可以安胎、止吐血。"小神农说道。

"既然你知道大蓟能够治疗吐血，那你来说说当人心热吐血口干的时候，要怎么用大蓟来治疗呢？"朱有德又问。

"当人出现心热吐血口干的时候，用大蓟的叶子和根捣碎，取汁服用，就可以消除身体不适。"小神农回答。

"你说得没有错，这大蓟可是止血的良药，当然与大蓟同种的小蓟也是如此，以后用药的时候还应该多注意。"朱有德不忘嘱咐小神农。

师徒两人用一个下午的时间，挖到了不少大蓟。傍晚时分，师徒俩满载而归。

大蓟

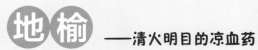

地榆 ——清火明目的凉血药

最近这段时间天气一直不好，所以师徒俩已经有一段时间没有上山采药了。这天，好不容易天气好了，小神农早早就起了床，催着师傅上山。

小神农刚进山就开始埋头采药，但凡能够用上的就通通采回家。他一心想要发掘没有见过的草药，可是找了半天都一无所获。这时朱有德对小神农说道："你并不需要找一些稀奇古怪的药物，其实你的眼前就有一味清火明目的凉血药。"

小神农听朱有德这么一说，立刻开始四下张望起来。他看看周围，似乎也没有什么是特别的，好像都是一些稀松平常的杂草。

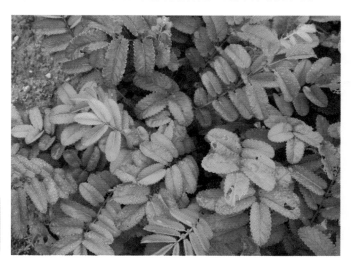

地榆

　　这时，朱有德用手指了指地上1株高约1米的植物。只见它茎直立，茎上有棱，茎表面无毛，叶片为羽状复叶，叶片为心形，这株植物上还有一些穗状的花序。小神农眨着眼睛问道："师傅，您该不是指它吧？"

　　"对呀！它的根就是药材地榆，你挖出来看看便知道了。"朱有德说道。

　　小神农立刻掏出挖药工具，卖力地挖了起来。这草药的根还真是不好挖，因为它的根十分粗壮，形状为纺锤形，根的表面颜色为紫褐色或者棕褐色，还长有横裂纹或者纵皱。小神农挖出来之后，拿在手上看了看，又递给朱有德。

　　"师傅，我从来没有见过地榆，给我讲讲它的作用吧！"小神农说道。

　　"地榆性微寒，味苦，具有凉血止血、收敛、解酒、解毒、止痛止汗、除烦躁、明目等功效。一般可用地榆来治疗便血、热毒、衄血、吐血、带下、崩漏、产后腹部隐痛、水泻、肝气虚证、风痹等症。"朱有德说。

　　"师傅，这地榆一般是用来内服，还是外敷呢？"小神农紧接着问道。

　　"一般来说，用地榆内服比较多，但是也要分不同的病症，如果是被蛇虫等动物咬伤，就必须要将地榆捣成汁外敷了。此外，小儿如果得了湿疮，同样可以用地榆来治疗。只需要将地榆放在水中煎煮，将汤汁煮得浓稠一些，之后用地榆汁来清洗患处，每天洗2次，就可以治疗湿疮了。"朱有德说。

　　小神农听完朱有德的话之后，瞬间觉得今天没有白白早起，因为又认识了一味自己以前没有听说过的新草药。

地榆

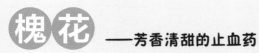

槐花——芳香清甜的止血药

师徒俩出诊回来，经过一片槐树林的时候，小神农闻到了一股浓浓的槐花香。

"师傅，您闻闻这槐花的味道，是不是特别好闻？我就喜欢这槐花的香味，要是我们家门口也能种两棵槐树就好了，这样我就可以随时闻到这槐花香了。"小神农对朱有德说道。

"你这么喜欢槐花的香味，你对这槐树了解多少呢？"朱有德问道。

"我都已经那么熟悉槐树了，怎么会不了解呢？这槐树是落叶乔木，高15～25米，直径可以长到2米，甚至更多。槐树的树皮颜色为

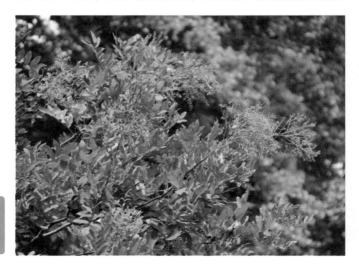

暗灰色，树冠为球形，当树的年龄越来越大的时候，树冠的形状会呈现倒卵形或者扁球形。槐树的树叶是单数羽状复叶互生，树叶的长度为25厘米，形状为卵状长圆形。叶片下长有白色的短毛，叶片上的颜色为绿色。槐树会开出乳白色的花朵，花朵的形状为萼钟形，花冠的形状为蝶形，花有浓浓的香气。"小神农说。

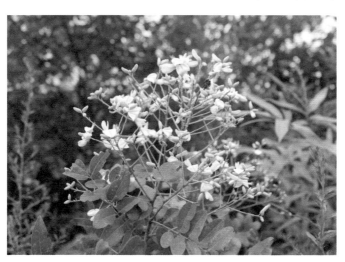

"看来你对这槐树了解真不少。那你对槐花了解多少呢？"朱有德又问。

"槐花？我刚刚不是说了吗？槐花是乳白色的，花冠形状是蝶

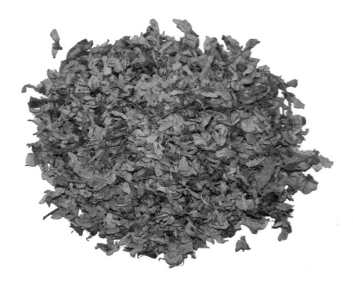

形，能够散发出一股浓郁的香气。难道我说得不对吗？"小神农不解地问道。

"你描述槐花描述得很对，但是你并没有说出槐花的药用价值呀！"朱有德说道。

"药用价值？"小神农挠了挠头小声嘀咕着。

"看来你是不知道了，我来告诉你吧！这槐花性平，味苦，具有利水消肿、清热明目、凉大肠等功效。它是芳香清甜的止血良药，可以用于治疗崩中漏下、吐血衄血、血热出血、头疼等症。此外，槐花还可以用于治疗皮肤风热、心痛眼赤、肠风泻血，可杀腹脏虫。"朱有德说。

"这槐花要怎么使用呢？"小神农问道。

"一般来说，可以炒香后直接嚼，这样就可以治疗吐血衄血等症了。如果是炒过研磨之后服用，还可以治五痔和杀虫。总之，这槐花的作用也不小。"朱有德笑着说道。

小神农一听说这槐花有这么大的作用，马上决定上树多采一些槐花回去，一方面可以用来入药，另一方面还可以熏熏屋子，让屋子里变得香喷喷的。

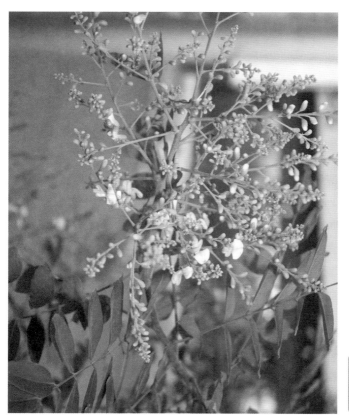

三七

——补血的第一中药珍品

"师傅，您今天带着我在这山里兜兜转转了好久了，究竟要找什么药材呀？"小神农跟在朱有德的身后说道。

今天一早小神农就被朱有德从被窝里拉了出来，他还以为早早上山能够采到更多的药材，没想到朱有德一个上午在山里到处转，却一株药材都没有采，这让他不免有些抱怨。

"师傅今天要找一味补血第一的药材，你知道是什么吗？"朱有德问道。

"补血第一？那是什么药材？"小神农一下子打起了精神。

"三七！不过这药材在这山里还是比较少见的，一个上午我都毫

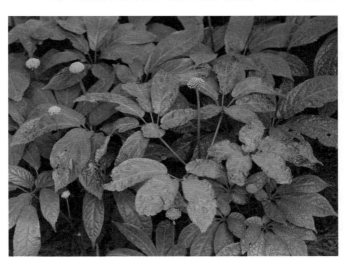

无收获，不知道今天会不会白来。"朱有德说道。

　　一转眼已经中午了，师徒俩还是一无所获。中午时分，小神农拿出干粮与师傅坐在一起吃了起来。朱有德刚坐下不久，就发现了找了一个上午的草药就在不远处。

　　朱有德简单吃了几口之后，就起身走到1株高约40厘米的草本植物面前蹲下，拿出挖药工具小心翼翼地将植物的根挖了出来。

　　这植物的根茎比较短，但是却十分粗壮，根为肉质，形状为短圆柱形或者倒圆锥形，根表面长有很多支根；根的外皮颜色为棕黄色或者黄绿色。茎是直立的；形状近似圆柱形；表面光滑无毛，并且长有紫色的细纵条纹。植物的叶子为掌状复叶，叶柄比较细长，叶片表面无毛，小叶片的形状为长圆状倒卵形或者椭圆形。植物的花序为伞状花序，花的数量很多，小花梗十分短细，花萼的颜色为绿色。

　　"师傅，这就是你所说的补血第一的三七吗？"小神农问道。

　　"是呀！这个就是三七了，找到它还真是有点不容易。《本草求真》说它'专入肝胃，兼入心大肠'。它性温、味甘、微苦，具有止血、活血、定痛等功效，可以用于治疗目赤肿痛、恶露不净、跌扑瘀肿、胸痹绞痛、血瘀经闭、血痢、崩漏、吐血、疮痛肿痛、痛经等症。此外，三七还是治疗刀伤以及跌打损伤所致出血的良药。只要将三七嚼烂之后敷于患处，就可以立刻止血。"朱有德说。

　　小神农没想到这三七还具有这么强大的作用，看来自己真的是孤陋寡闻了。他马上决定要好好记下，方便以后遇见此类情况的时候治疗病人。

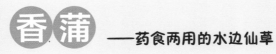

香蒲
——药食两用的水边仙草

　　夏天的正午，天气实在炎热，小神农大汗淋漓地看着书，似乎怎么也无法集中精神。这时候，帅子来找小神农去河边洗澡，小神农在征得了朱有德的同意后，跟着帅子愉快地跑到河边洗澡去了。

　　帅子水性不好，只能在浅滩玩，小神农则在一旁陪着帅子，两个人在水中欢快地打着水仗。帅子随手摘下水中的一株植物丢向了小神农，小神农准确无误地接住帅子丢向自己的东西，对帅子说道："帅子，不要糟蹋了这水边仙草，快摘下来放在岸边，等会我们回家的时候一起带回去。"

　　"什么水边仙草呀？小神农，你在说什么呢？"帅子一头雾水。

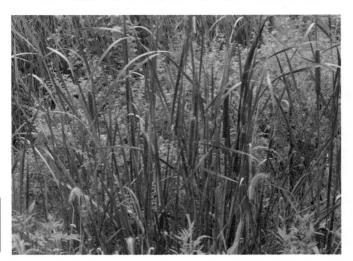

香蒲

"就是你丢给我的这个东西呀！你身后的那株水草，就是水中仙草，它的名字叫做香蒲。"小神农指着帅子身后的那株高约1.5米的植物说。这株植物的叶子为条形，叶片表面光滑无毛，叶片上部扁平，下部腹面微微有些凹陷，叶片的背面向上凸起。每年的5～8月是香蒲的花果期。处于花果期的香蒲会开出弯曲的白色柔毛花序，花丝很短。花朵脱落之后，会长出长椭圆形或者椭圆形的小坚果，果皮上长有黑色斑点。香蒲的种子为褐色，形状微弯。

"小神农，你没有搞错吧？这东西有多大用处呀？"帅子不可思议地问道。

"我当然没有搞错了。香蒲性平，味甘，具有凉血活血、补中益气、和血脉、去烦躁、利小便等功效，可以用于治疗口中烂臭以及止血、祛瘀。总之，这香蒲的作用可多了，经常吃还可以延年益寿呢！"小神农对帅子说道。

"这东西能经常吃？"帅子一脸疑惑地看着小神农。

"当然了，香蒲可是具备药用和食用两种用途的哦！"小神农笑着对帅子说。

帅子听不懂小神农在说什么，但是他听出来这香蒲是一味草药，具有止血作用，而且很好吃。于是，帅子帮助小神农采了不少香蒲放在岸边，准备待会儿帮助小神农一起带回家，这样就可以帮助更多人了。

香蒲

白及 ——治血热出血的连及草

前几天朱有德的朋友托人捎信，说最近几天要来做客，没想到今天中午时分人就已经到了。

小神农见家里来了客人，立刻烧水沏茶来招待，而这位客人也给小神农带来了不少惊喜。

客人拿出一些看上去还算新鲜的草药给小神农看。小神农一看，自己并没有见过这种草药。只见这株草药的高度为45厘米，球茎，表面长有荸荠样的环纹。每株草药上长有3~6片叶子，叶子的形状为长椭圆形或者带状披针形，长度为10~40厘米，宽度为2~6厘米，叶片表面无毛。此外，草药上还开着红紫色的花朵。

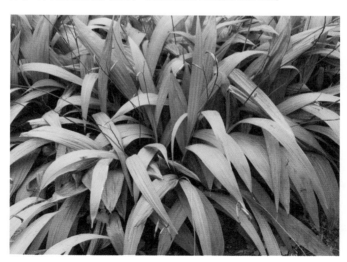

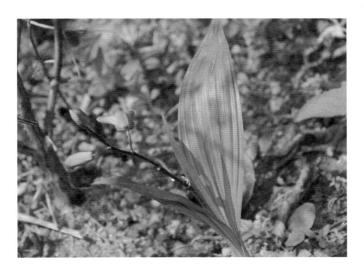

　　小神农从来没有见过这种草药，于是问道："叔叔，您能告诉我这草药究竟是什么吗？"

　　"哈哈！这草药你肯定没见过，因为它是我家乡特产的草药，叫做白及。前不久，你师傅说要我带整根过来，让你见识见识。"客人说道。

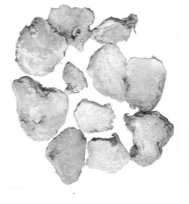

　　"白及是做什么的呀？"小神农不解地问道。

　　"白及性平，味苦，具有补肺、止血、生肌、消肿、敛疮等功效。"朱有德说道。

　　"师傅，这白及都能治疗什么疾病呢？"小神农问道。

白及

　　"《本草逢原》说'白及性涩而收，得秋金之气，故能入肺止血，生肌治疮'。白及可以用于治疗痈疽肿痛、肺伤咯血、衄血、金疮出血、瘀热不退、溃疡疼痛、手足皲裂、汤火灼伤、血痢痔疮等症。"朱有德说。

　　"师傅，您刚刚说这白及能够治疗手足皲裂？帅子的妈妈每年秋、冬两季都会出现手足皲裂的症状，我想知道治疗方法之后告诉他们。"小神农说道。

　　"用白及治疗手足皲裂很简单，只需要将白及研成粉末，放在水中调和，涂抹在裂口上就可以了。要记住，敷药之后不要沾到水。"朱有德说。

　　"原来这白及治病这么简单呀！"小神农一脸惊讶地说道。

　　"其实，你还可以告诉张叔叔一个治疗刀斧创伤的方法，因为他

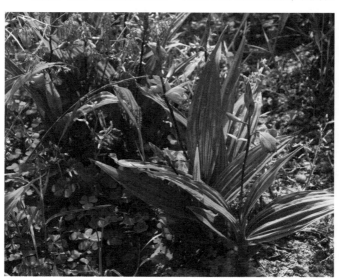

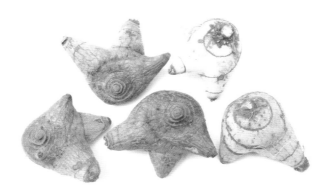

经常上山砍柴，难免会受伤。一旦受伤就用白及配合煅石膏一起研磨成粉末，涂抹在伤口上就可以了。"朱有德说。

小神农非常高兴，今天不仅认识了白及，还学到了两个治病的方法，相信帅子知道之后一定会特别高兴。

白及

小蓟

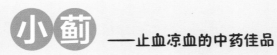

——止血凉血的中药佳品

这天午后，帅子来找小神农玩，手上还拿着一朵淡紫色的小花。小神农问道："帅子，你知道你手上拿的是什么花吗？"

"这花？我可不知道，我就是刚刚在山上随手采的。你喜欢吗？那就送给你好了。"帅子将花递给了小神农。

小神农接过小花说道："帅子，这是小蓟草，是一味药材。不过这花是入不了药的，只有小蓟根和苗才能够入药。不如你带着我一起上山采一点回来吧！"

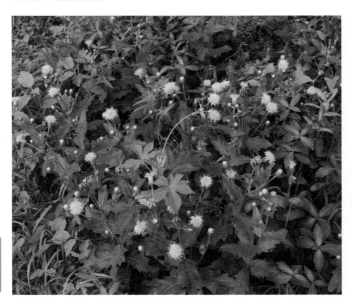

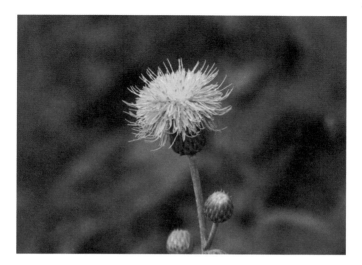

　　说完，小神农背上背篓，带着挖药的工具，就与帅子一起上山采药去了。来到山上，帅子一眼就看到了小蓟草。它高约35厘米，茎直立，茎上长有纵槽。叶子为互生，叶片形状为椭圆形或者长椭圆状披针形，叶片的边缘长有齿裂，以及不等长的针刺。

　　帅子问："小神农，这应该就是你说的小蓟草了吧？"

　　小神农点了点头，他们就动手挖了起来。小蓟草的根是匍匐根茎，所以挖起来并不算很困难，很快两个人就收获颇丰了。小神农又将一些长有白色蛛丝状毛的小蓟苗收集了起来，准备一起带回去入药。

　　"小神农，你采这么多小蓟来做什么用呢？"帅子问道。

小蓟

"《医学衷中参西录》记载'鲜小蓟根，性凉濡润，善入血分，最清血分之热，凡咳血、吐血、衄血、二便下血之因热者，服者莫不立愈。又善治肺病结核，无论何期，用之皆宜，即单用亦可奏效。并治一切疮疡肿疼，花柳毒淋，下血涩疼'。小蓟的用处可多了，性温，味甘，具有止血凉血、散瘀消痈的功效，可以用于治疗鼻衄、妇女赤白带下，以及止吐血、安胎，你说作用大不大？"小神农笑着说道。

"这么一说，还真是作用不小呢！小神农你懂得可真多！"帅子不禁佩服起小神农来。

"其实我知道的草药知识还只能算得上是冰山一角。上次我师傅给一个突然便血的人治病时，就是用小蓟叶捣碎之后，让对方温服，很快便血的问题就解决了，你说神奇不神奇？"小神农对帅子说道。

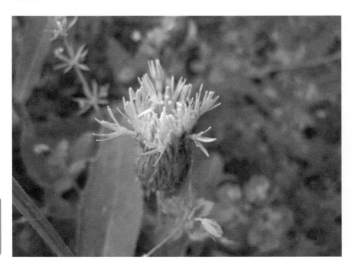

小蓟

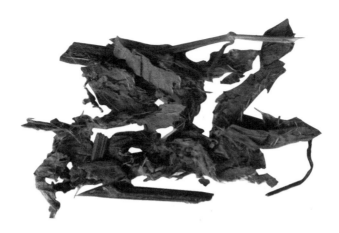

　　"你师傅真厉害，怪不得人人都管你师傅叫朱神医，我看你师傅
就是华佗转世！"帅子发自肺腑地佩服朱有德。

　　两个小伙伴一路上还采了很多其他的草药。小神农一边采药，一
边还给帅子讲了很多草药的知识，好像自己也是一个小师傅。

蒲黄

——能治疗产后瘀血的良药

"帅子，你看看那边水里的是什么？"小神农和帅子来到河边准备洗个澡，他们已经累得满头大汗了。

帅子看了一眼不远处水中的植物，不假思索地说："这回你可难不倒我了，上次你不是跟我说这个是香蒲吗？我可一直都记着呢！"

"错了，我这次要跟你说的是蒲黄。"小神农对帅子说道。

"蒲黄是什么？"帅子不解地问。

"蒲黄就是香蒲的花粉呀！帅子你来看看，这是香蒲的雄花，因为雄花通常只由3枚雄蕊组成，通过这个就可以识别是雌花还是雄花了。这些花蕊上就有一些花粉粒，你看看这些黄色的花粉，就叫做蒲

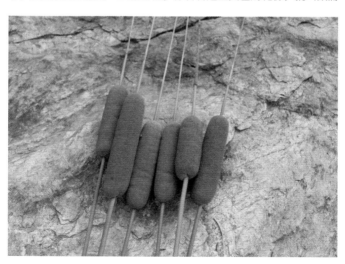

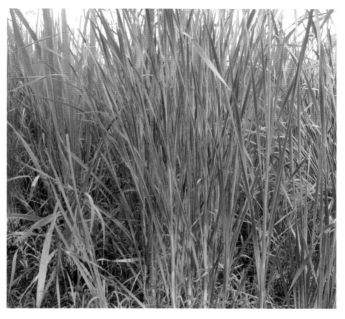

黄了。"小神农用手沾了一点花粉给帅子看。

"小神农,你该不会告诉我这又是一种药材吧?"帅子已经能够想出来小神农接下来的台词了。

小神农笑着点了点头,说道:"这蒲黄的确是一味药材,它性平,味甘,具有凉血活血,除心腹、膀胱寒热错杂,排脓,通乳汁,利水道等功效,可以用于治疗鼻衄、吐血、尿血、便血、下痢鲜

蒲黄

血等症。《本经》记载它'心腹膀胱寒热，利小便，止血，消瘀血。久服轻身益气力，延年神仙'。"小神农解释道。

"小神农你懂得可真多，我现在太崇拜你了。"帅子说道。

"你还是崇拜我师傅好了。我记得有一次我们家来了一位老人，他受伤之后耳中出血了，家人手忙脚乱地带他来找我师傅。结果我师傅看了，二话没说，就在锅里放入一些蒲黄，将蒲黄炒黑之后，研磨成粉末，倒入老人的耳中，结果血一下子就止住了，是不是很厉害呀？"小神农自豪地说。

两个小男孩说着又采了不少香蒲，打算回去收集蒲黄。傍晚的时候，小神农满载而归。朱有德见小神农采了不少草药回来，十分高兴。

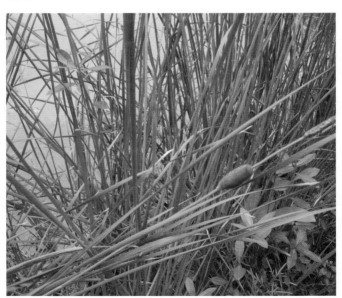

蒲黄

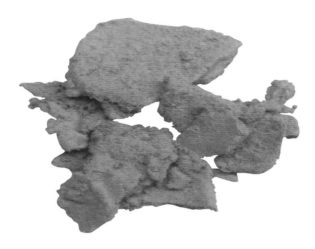

　　"师傅，我们采了不少香蒲，还收集了一些蒲黄，家里的蒲黄已经所剩无几了。"小神农说道。

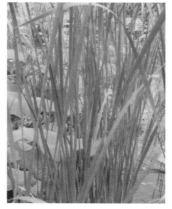

　　"已经没有了，今天下午你不在家的时候来了一位妇女，她患有产后血瘀。为了给她治病，我将家里剩下的蒲黄全部都用光了。"朱有德说道。

　　"师傅，您是怎么用蒲黄治疗产后血瘀的呢？"小神农问道。

　　"治疗产后血瘀很简单，只需要用适量蒲黄煎水给病人服下即可。"朱有德说道。

　　小神农想，看来还是师傅懂得多呀！

蒲黄

艾叶

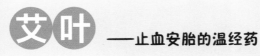

——止血安胎的温经药

　　小神农与师傅朱有德在镇上采买的时候，突然听到有人大叫："快来人呀！快救人呀！"

　　小神农和朱有德闻声立刻走上前去观看，只见一位老者此时正躺在地上昏迷不醒。朱有德蹲下给老者把脉，简单地做了一下检查之后，让小神农将药箱中的艾叶拿出来一些，并到附近的小吃店用米醋将艾叶炒热后拿来。

　　小神农一刻都不敢耽误，立刻按照师傅说的办了，很快就将炒好的艾叶拿了回来。朱有德将艾叶用绢布包好，放在老者的脐下，结果老者竟然很快就苏醒了。老者得救了，众人都为朱有德欢呼鼓掌。

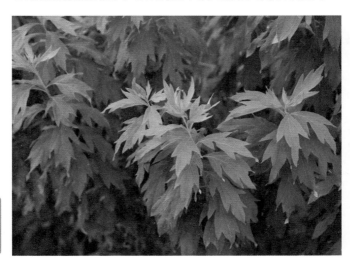

艾叶

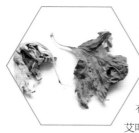

回家的路上，小神农见到路边长有艾叶，于是忍不住过去采了起来。朱有德问道："这艾叶这么常见，随时采都可以，你不用这么着急。"

"师傅，这你就不懂了，我这个叫做有备无患。"说完小神农还是低头采着艾叶。

艾叶是多年生的草本植物，高45～100厘米，茎直立，茎的形状为圆形，质地比较坚硬，茎的基部为木质化，被灰白色软毛。艾叶从中上部才开始分枝，单叶互生，叶片为卵状椭圆形，背面长有稀疏的白色软毛，有一股特有的味道。

"小神农，你对这艾叶了解有多少？"朱有德想考考小神农。

"艾叶性微温，味苦，具有散寒除湿、辟寒安胎、利阴气、生肌肉、止腹痛等功效，可以用于治疗胎动不安、心腹冷痛、泄泻久痢、月经不调、妊娠下血、衄血、吐血、便血、痛经、损伤出血等症以及驱杀蛔虫。"小神农将自己知道的全部说了出来。

"你多采一些艾叶回去也好，我回去之后教你一个可以治疗头风久痛的方法。"朱有德说道。

"师傅，您现在就说说究竟怎么治疗吧！"小神农迫不及待地想要知道了。

"回去之后，我们将艾叶洗净，揉搓成丸，揉搓的程度以艾叶出黄水为准。患有头风久痛的人经常闻艾叶丸，慢慢就可以治愈了。"朱有德说。

"那我现在要多采一些艾叶，回去之后做一些艾叶丸送给邻居们。我知道张奶奶、李婶婶她们都有头痛的老毛病，这下可好了。"小神农高兴地说。

艾叶

川芎

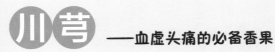

——血虚头痛的必备香果

小神农今天一早就上山采药了，半路遇见了帅子，帅子看到小神农去山上，一定要跟着。小神农拗不过他，只好带着他一起上山。

其实，小神农并不是不喜欢带着帅子一起上山采药，只是因为帅子不认识草药，还经常会将一些草药当成杂草给糟蹋了。这次进山之前，小神农就叮嘱帅子，一定要注意脚下，千万别踩坏了药材，最好的办法就是跟在自己身后。

帅子刚刚进山的时候还挺听话的，但很快就失去耐心了。他找了一块大石头坐下，对小神农说："小神农，你每天上山采药难道不会烦吗？"

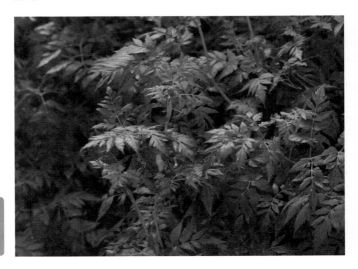

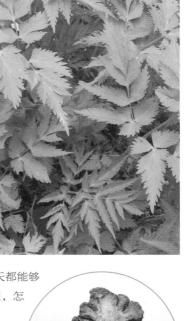

"当然不烦了，因为我每天都能够认识新的药材，增长新的知识，怎么会烦呢？"小神农反问道。

"小神农，既然你都跟朱神医学习那么久了，那我考考你呗！"帅子笑着说道。

"好呀！你随便考！"小神农笑着回答。

帅子从身后拿出一些不规则结节状拳

川芎

形团块的东西，它的直径为2～7厘米，表面的颜色为黄褐色，摸起来十分粗糙，仔细观察还会发现表面皱缩。小神农尝试用手掰了一下，发现质地非常坚硬，很不容易被折断。用力将其折断之后，断面的颜色为黄白色或者灰白色。小神农将其放在鼻子底下闻了闻，发现有一股浓香，又伸出舌头舔了舔，感觉舌尖发麻，回味还会有一丝丝的甜味。

小神农想了想之后说："你拿给我的这个是川芎吗？"

"啊？这你都猜得到？"帅子惊讶不已。

"家里的药房中有这味药材。不过，你手上怎么会有川芎呢？"小神农不解地问道。

"这是我父亲上山砍柴的时候采回家的，他说这个药材是治疗血虚头痛的好药。"帅子说道。

"张叔叔没有说错。川芎性温，味辛，具有活血行气、燥湿、祛

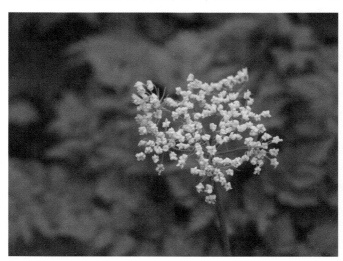

川芎

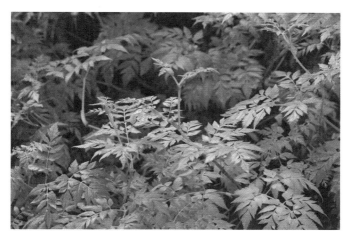

风止痛、补虚损、疏肝气、益肝血、润肝燥等功效，可以用于治疗正头风头痛、癥瘕腹痛、跌扑肿痛、风湿痹痛、胸肋刺痛、脑中冷痛、中风瘫痪、腰酸腿软等症，并能安抚神经。"小神农说。

"我家里其实还有好多我叫不上名字的药材，有时间你到我家里瞧瞧吧！"帅子诚心地邀请小神农到家里做客。

小神农非常高兴，因为他又有机会可以见识到更多的药材了。两个小伙伴又挖了一些草药，就高高兴兴地下山去了。

延胡索
——治疗各种疼痛的良药

　　小神农一路跟着帅子回到了家，参观张叔叔收藏的草药。这一看，小神农才觉得大开眼界。他有很多药连见都没见过，更不要说是知道名字了。于是小神农在征得张叔叔的同意之后，将自己不认识的每一种草药都拿回家一些，准备让师傅讲给自己听。

　　小神农抱着一个小布包回到了家里，一进门就大声喊道："师傅，快来看我带回来了什么东西！"

　　朱有德看到小神农的小布包里包裹着好几味草药，还都不是当地山上有的草药，奇怪地问道："小神农，这么多草药你都是哪里弄

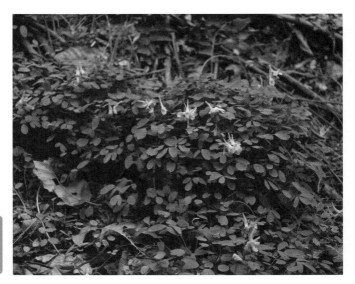

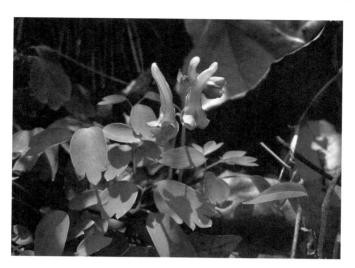

来的？"

"师傅，我是从帅子家拿回来的，听说这些草药是他们搬到这里之前，张叔叔上山砍柴的时候顺便挖回家的。可是这些药材我根本都不认识，就好像这个干燥的块茎，它的表面是褐黄色或者黄色的，顶端中间还略微有些凹陷。师傅，您能告诉我这究竟是什么吗？"小神农将手中的中药递到朱有德面前。

朱有德对小神农说："现在你手上拿的这个药材称为延胡索，这个是浙江一带的草药。延胡索是多年生草本植物，高9～20厘米，全株草药都无毛。块茎就是它入药的部分，形状为扁球形，直径7～15厘米，下面长有一些须根，有时还会纵裂成好几瓣。"

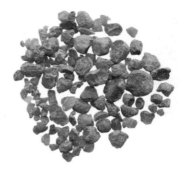

"师傅，那这个延胡索究竟能做什么呢？"小神农继续问道。

"延胡索是治疗各种疼痛的良药，它性温，味辛，具有活血、行气、止痛、利尿等功效，可以用于治疗月经不调、产后血晕、崩中、癥瘕、恶露不尽以及跌打损伤等症。《开宝本草》说它'主破血，产后诸病，因血所为者。妇人月经不调，腹中结块，崩中淋露，产后血运，暴血冲上，因损下血，或酒摩及煮服'。"朱有

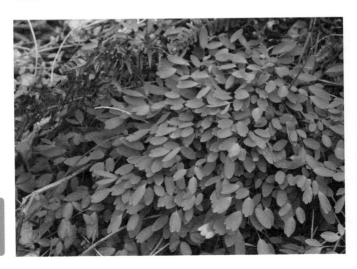

延胡索

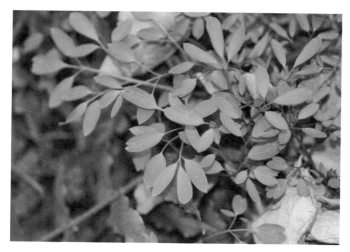

德说。

　　"原来这延胡索可以治疗各种疼痛，难怪帅子家有很多这种草药。张叔叔由于经常干重体力活，所以常常会全身疼痛，他应该是用这些药来缓解身体筋骨疼痛的。"小神农这时候才恍然大悟。

　　"用延胡索缓解人的筋骨疼痛，必须要研成粉末，每次还需要淋酒送服，每天服用两次即可。回头你不妨将这个方法告诉张叔叔，就可以让他事半功倍了。"朱有德对小神农说。

延胡索

郁金

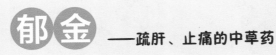

——疏肝、止痛的中草药

　　小神农将从帅子家带回来的草药翻来翻去，找到一味根茎肉质肥大，颜色为黄色的草药。小神农对这味草药也完全不认识，只好让师傅帮着自己看看究竟是什么。

　　朱有德接过草药看了看，发现这味草药的根末端膨大，形状为卵形块根。朱有德笑着对小神农说："你看的这味草药就是郁金了。"

　　"郁金？师傅，这郁金在什么地方生长，又长成什么样子呢？"小神农问道。

　　"郁金是浙江一带有名的草药。它的叶片为长圆形，叶片背部长有短柔毛，叶柄和叶片的长度相差无几。每年4～6月份是郁金的花

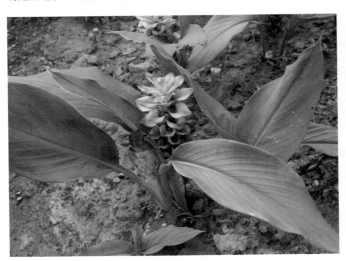

期，此时郁金会长出穗状花序，花朵为圆柱形，有些花的苞片为淡绿色，形状为卵形，而没有花苞片的，颜色为白色带些淡红色。"朱有德说道。

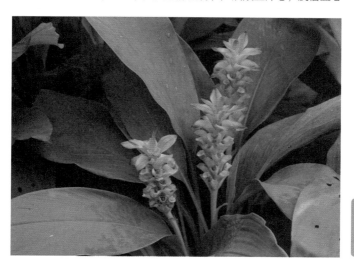

"师傅，这郁金既然是药材，那它究竟都能够治疗什么疾病呢？"小神农问道。

"郁金性寒，味辛、苦，具有破血、清心、止血、生肌等功效，可以用于治疗吐血、尿血、产后恶血冲心、妇女瘀血心痛、热病神昏、倒经、气滞血瘀痛症、血淋、肝胆湿热黄疸、痔疮肿痛等症。《本经逢原》说'郁金辛香不烈，先升后降，入心及包络。治吐血、衄血、唾血血腥，破恶血。血淋，尿血，妇人经脉逆行，产后败血冲心，及宿血心

郁金

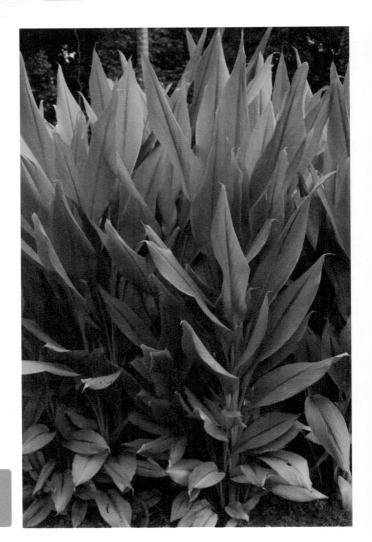

郁金

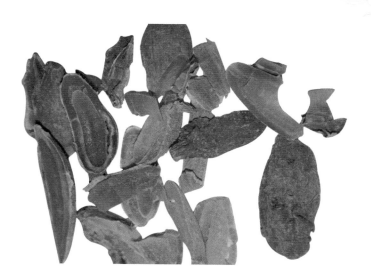

痛，并宜郁金末加姜汁、童便同服，其血自清'。"朱有德说。

"这郁金还有这么多的用处啊！真是太不可思议了，没想到张叔叔也是一个采药高手。"小神农说道。

"我觉得你张叔叔是认得这些草药，但是不能够完全了解这些药的使用方法。其实郁金的使用方法很简单。之前你张叔叔因为痔疮的问题找过我，岂不知他家原来就有治疗痔疮的良药。这郁金用于治疗痔疮使用起来非常简单，等会儿你去告诉他吧。让他在发生痔疮肿痛的时候，用郁金研成粉末，用水调和之后涂抹在患处，这样肿痛很快就会消失了。"朱有德对小神农说道。

小神农点了点头，并且认真地拿出纸笔将朱有德说的方法一一记下。他准备将从帅子家带回来的草药全部认识完毕之后，再带着这些草药的使用说明去登门拜谢。

郁金

姜黄 ——主治风湿痛痛的黄丝郁

　　小神农紧接着又在草药包里找到了一味没有见过的草药，这味草药一看就是植物的根。这个根茎比较发达，形状为圆柱形或者椭圆形，根茎的颜色为橙黄色，细闻会闻到一股浓浓的香味。根比较粗大，根的末端是膨大的成块根。小神农将这味草药递给朱有德，说："师傅，这味药我也不认识，闻起来味道非常香，也不知道究竟是什么。"

　　朱有德接过草药后仔细观察了一遍，又将草药放在鼻子下闻了闻，之后说道："这草药的名字叫做姜黄，同样也是生长在浙江地区的草药。"

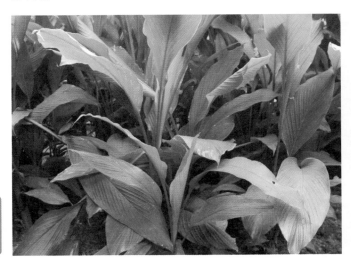

姜黄

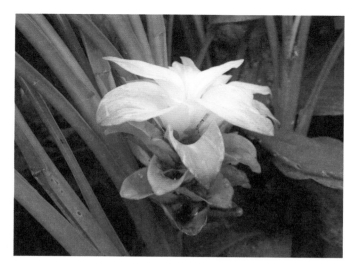

"师傅，这姜黄的味道好香啊！它究竟长成什么样子呢？"小神农问道。

"姜黄是多年生的草本植物。它的叶子是基生的，叶片的形状为窄椭圆形或者长圆形，叶片的前端比较尖，基部为楔形。叶片的上面颜色为黄绿色，下面颜色为浅绿色，叶片表面光滑无毛。姜黄会开出淡黄色的漏斗形花朵，花柱细长，柱头膨大，呈现唇形。"朱有德说道。

"师傅，这姜黄有什么作用呢？"小神农问道。

"这姜黄可是主治风湿痹痛的好药。它性大寒，味苦、辛，具有活气行血、通经止痛、下气破血、除风湿、消痈肿等功效，功效要远远强于之前你看到的郁金。"朱有德说。

"师傅，那这姜黄具体都能够治疗哪些疾病呢？"小神农接着问道。

"姜黄主要用于治疗风湿痹痛、气滞血瘀产生的痛症、腹痕血块、外损瘀血等症。此外，姜黄还可以用于治疗风痹臂痛、败血攻心、气胀等症。"朱有德说。

"看来这姜黄真的比郁金要厉害很多。张叔叔经常到山里干活，难免会受伤，看来他家准备这么多具有活血止痛的药物就是为了有备无患。"小神农说道。

"其实，不一定非要把姜黄看成是一味草药，也可以把它看成食疗的食材。平时可以在家用姜黄、木瓜以及豆芽一起煮汤喝，同样能起到保健养生的功效。你不妨记下这个方法，回头告诉张叔叔。"朱

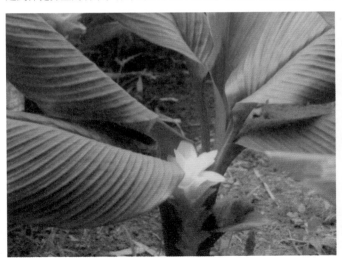

姜黄

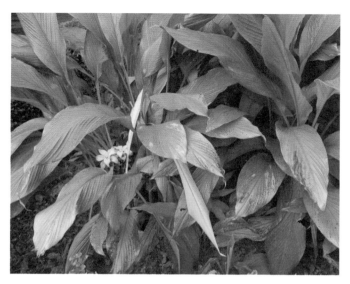

有德说道。

　　事后，朱有德还告诉了小神农很多关于张叔叔收藏的中药的良方。小神农也认真将方子记好，隔天送给帅子，作为让他认识新药材的谢礼。

没药

——活血、镇痛、散瘀的末药

这一天，朱有德特意拿了一些小神农从来没有见过的药材给他看。小神农见它黑漆漆的，完全看不出来是什么，只是能隐约闻到这药材散发出来的香气。他将药材拿在手上反复观察，却怎么也看不出来这药材究竟属于草药的哪个部分。

"师傅，您给我的这个究竟是什么药材呀？"小神农不解地问道。

"我给你看的这味药材叫做没药。"朱有德说道。

"那它是药材的哪一个部分呢？"小神农接着问道。

"这没药是橄榄树科树木上的树脂，所以你闻起来会有一种特有

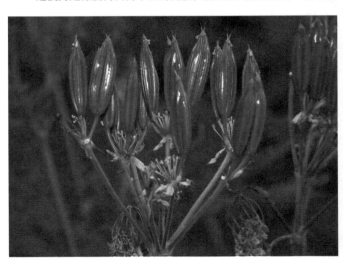

的香气。"朱有德说道。

"师傅,那您快给我讲讲这没药树究竟长什么样子吧!"小神农说道。

"其实,我也没有见过真正的没药树,因为这树木生长在阿拉伯,但是我的一位好友曾经亲眼见过。他告诉我,没药树的高约为3米,树干十分粗壮,树干上还长有一些不规则的尖刺状粗枝。树木上的小叶片形状为倒披针形或者倒长卵形,花朵比较小,一般都生于树木的短枝上。树木的果实形状为果卵形,果实表面比较光滑,果皮有一种革质感或者肉质感。最奇特的是没药树的种子只生长1~3枚,不论树木大小,树上仅有一颗果实会成熟,其余的果实都会萎缩。"朱有德说。

"这树这么有趣!师傅,这没药究竟具有哪些功效呢?"小神农睁大眼睛问道。

"没药性平,味苦,具有散血消肿、定痛生肌、破血止痛、散血消肿、堕胎等功效。因此,没药是活血、散瘀、镇痛的良药。"朱有德说。

"师傅,那没药具体都能够治疗哪些疾病呢?"小神农又问。

"没药可以用于治疗跌打损伤、金疮棍伤、疮疡痈肿、气滞血瘀、痔疮等症。"朱有德说。

小神农今天非常高兴,因为自己又认识了一味新的药材。这药材跟以往见到的药材都有所不同。过去小神农见到的不是植物的根,就是植物的茎,要么就是花或者果实,他还从来没有见过用树木油脂入药的。小神农认真将没药收好,并且做好了笔记。

没药

枫香脂

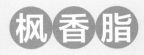

——活血生肌止痛解毒的
白胶香

春天到了，花草树木都开始争先恐后地生长，这生机勃勃的季节也是小神农的最爱。这一天，朱有德原本打算好好休息一天，却硬生生被小神农拉着上山采药去了。

一路上，小神农采了不少的草药，却一株新草药都没有见过，不免有些失望了。朱有德看出来小神农的心思，于是指着身旁的大树说道："小神农，你认识这种树吗？"

小神农这才抬头看了看身旁的大树，却并没有察觉这树木有什么奇怪，只看到它开着一些淡黄绿色的小花。树木的叶子为单叶互生，叶柄的长度大约在11厘米，叶片的形状为宽卵形，长度为5～12

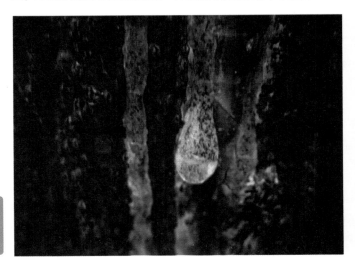

厘米，叶片的宽度为7~17厘米。树木的叶片上表面为深绿色，背面颜色为淡绿色。有一些幼叶上还长着一些浓密的细毛，而成熟的叶子上只有叶脉上长有一些毛。小神农实在不认识这究竟是什么，于是说道："师傅，我还真不知道这是什么树，您告诉我吧！"

"你眼前的这棵落叶乔木，是金缕梅科枫香树。"朱有德说道。

"师傅，既然您这么说了，那么这枫香树一定是具有一定药用价值的。那您能说说它的哪些部分可以入药吗？"小神农问道。

"这枫香树能够入药的部分有很多，比如说树皮、根、叶，都可以入药。不过我今天要说的不是这些，而是枫香树的树脂——枫香脂。"朱有德说道。

"就跟我之前见过的没药一样？这树的树脂也能够入药？"小神农惊讶地说道。

"当然了，枫香树的树脂就叫枫香脂，枫香脂性平，味苦、辛，具有下水消肿、祛风活血、止痛解毒、生肌等功效。"朱有德说。

"师傅，这枫香脂具体能够治疗哪些疾病？又是怎么个用法呢？"小神农问道。

"枫香脂主要可以用于治疗痈疽、疮疹、痤疮等症。一般来说，使用枫香脂的时候，多半都外用。比如治疗小儿奶疹的时候，常常用枫香脂制成膏，将其涂抹在小孩的面部，就可以了。"朱有德说。

小神农点了点头，并且开始认真寻找枫香脂，他知道枫香脂很难采集，所以必须要有更多的耐心才行。

枫香脂

茄 ——心血管疾病的克星

　　小神农今天一早就来到菜园里给蔬菜浇水了，虽然他经常来菜园里照顾这些蔬菜，却很少认真观察这些蔬菜。

　　今天小神农想要好好观察一下自己身边的这些蔬菜，就在茄子旁蹲下观察。他还是第一次这么认真地看茄子，发现原来茄子的茎是圆形的而且非常粗壮，整体高度在80～110厘米。茄子的茎和枝条木质化程度比较高，这也是每年秋天的时候，朱有德都会将茄子秧当柴火烧的原因。

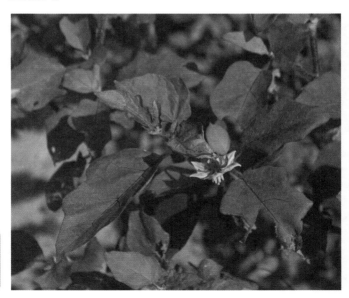

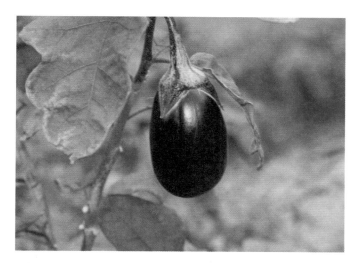

　　小神农又仔细观察了茄子的叶片，发现它是单叶互生，形状是长椭圆形或者卵圆形，颜色为绿色或者紫色。现在茄子秧上还开着白色或者紫色的花朵，由于朱有德家种了好几种不同的茄子，所以茄子的果实形状也各不相同，有圆球形的、扁球形的、卵圆形的、长棒形的以及椭圆形的，等等。不同的茄子品种，结出来的果实颜色也各有不同，有白色的、绿色的、紫红色的、暗紫色的、鲜紫色的。小神农就喜

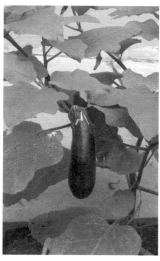

茄

欢这些颜色看上去十分鲜艳的蔬菜，于是他把每一种茄子都摘了一个，打算中午的时候就吃茄子了。

中午的时候，小神农将所有的茄子都洗净，准备让师娘给自己做茄子大餐。朱有德看着已经洗净的茄子对小神农说："你喜欢吃茄子吗？"

"当然喜欢了，茄子的果肉软软的，无论做什么菜肴都那么好吃。"小神农回道。

"既然你那么喜欢吃茄子，那你对茄子的了解有多少呢？"朱有德问道。

"茄子性寒，味甘，具有散血止血、消肿、宽肠等功效，可以用于治疗热毒痈疮、五脏劳热、寒热往来、皮肤溃疡、口舌生疮、衄血、便血、痔疮下血等症。"小神农回答道。

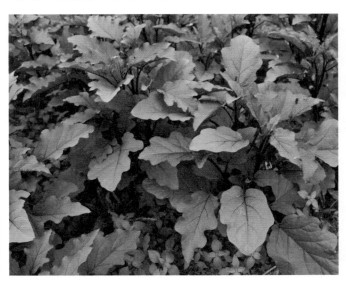

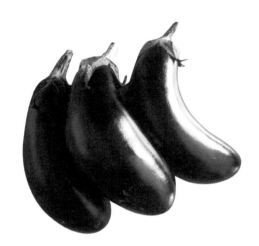

　　"嗯，说得不错。你能说说怎样用茄子来治疗肿毒吗？"朱有德问道。

　　"用茄子沾醋，在患处来回研磨，这样就可以起到治疗肿毒的效果了。"小神农说道。

　　"看来你知道得还不少。生活中我们也可以多吃一点茄子，因为茄子可是对人体心血管具有很不错的保护作用，经常吃可以有很好的保健养生功效。"朱有德补充道。

　　中午的时候，师娘做了好吃的蒜泥茄子，小神农大快朵颐。

丝瓜 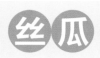——祛风活络、活血消肿的天丝瓜

小神农跟着朱有德整理菜园，看到丝瓜已经结出来了，但是个头小小的，就特别盼望它能够早点成熟，那样自己就可以大吃一顿了。

"小神农，你认真观察一下丝瓜，记住它的样子，单单认识果实是不行的。"朱有德说。

小神农仔细看了看丝瓜藤，发现原来丝瓜藤非常粗糙，表面还长有一些棱沟，并且还有一些细小的柔毛。丝瓜藤上长有一些卷须，这些卷须非常粗壮有力。丝瓜的叶柄非常粗糙，长度在10～12厘米，叶片表面长有不明显的沟，没有毛。叶片的形状为近圆形或者三角形，边缘长有锯齿，叶片的基部为深心形。叶子表面的颜色为深绿

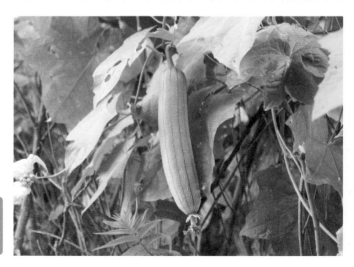

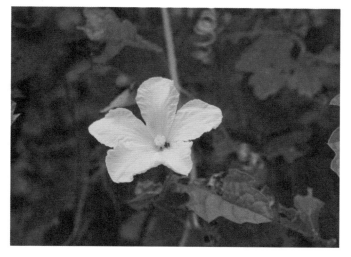

色，质地比较粗糙，表面还长有一些疣点，叶片下面的颜色为浅绿色，并且长有短的柔毛。

丝瓜的果实为圆柱形，长度在15～30厘米，直径为5～8厘米，表面比较平滑。小神农问："师傅，现在这丝瓜表面长有深色的纵条纹，果实呈现肉质，等它成熟干燥了，会呈现网状纤维，对不对？我还看到师娘用它刷碗呢。"

朱有德说："没错，那你知道丝瓜的功效吗？"

小神农回答："我看书上说，丝瓜性平，味甘，具有暖胃补阳、固气和胎、除热利肠、祛风化痰、凉血解毒等功效。师傅，我不知道这丝瓜

丝
瓜

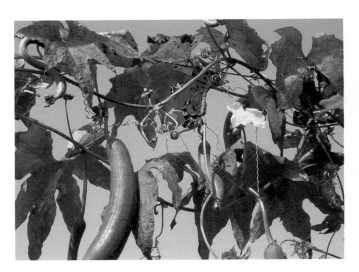

究竟都能够治疗哪些疾病，您给我讲讲吧！"

"丝瓜可以用来治疗痘疮不出、乳汁不下、月经过多、痔疮、痈疽疮肿、血气作痛、疝痛卵肿等症，以及杀虫。"朱有德说。

"师傅，这丝瓜有嫩的和老的，一般用来入药的丝瓜是哪种呢？"小神农又问道。

"通常我们都是使用老丝瓜来入药的，比如说治疗痘疮不出、凉血解毒、祛风化痰，以及杀虫的时候，都可以用老丝瓜来入药。但是我们平时食用的时候，就必须要吃嫩丝瓜了。另外，如果出现痈疽不敛或者出现口疮的时候，也必须要用嫩丝瓜。治疗时将嫩丝瓜捣碎之后，取汁涂抹在患处就可以了。"朱有德说。

小神农听完朱有德的话连连点头，决定好好照顾这些丝瓜，让丝瓜可以结更多的果实，这样一来自家的药材就不愁不够用了。

丝瓜

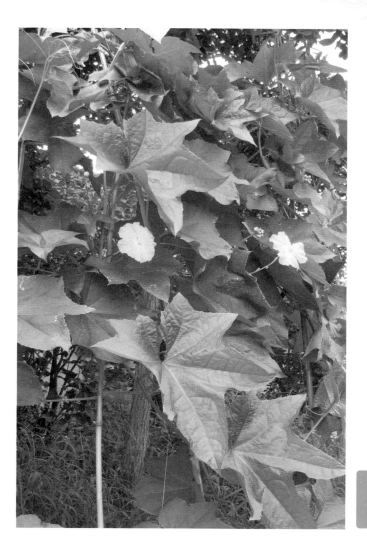

丝
瓜

红蓝花

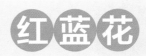

——活血美容的中药名花

一位家在四川的朋友老刘向朱有德发出邀请，让他去玩几天。朱有德一想，这是让小神农见世面的好机会，便欣然同意。于是，朱有德带着小神农来到四川一带，这里的大山中可是藏着不少的好药。两个人刚刚安顿好，小神农就迫不及待地跟着师傅上山去了。

小神农对周围的环境十分陌生，但是也非常好奇，一心想要找到一些新的草药。很快，小神农就发现了一株从来没有见过的植物。

这株植物的茎是直立的，茎上长有很多分枝。植物的叶子为椭圆形，叶子的先端比较尖，叶子没有叶柄，基本紧紧包裹着茎。叶片的

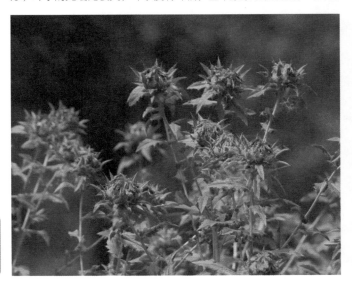

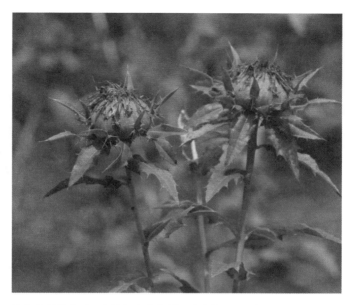

边缘有羽状齿裂，齿端长有小尖刺，叶片的正反面都没有毛。植物的花苞形状为椭圆形，表面呈现白色，全株为管状花。小神农不知道这是什么花，于是问朱有德："师傅，这花叫做什么花？"

"这花刚开始开的时候，花的颜色会呈现黄色，随着时间推移，花的颜色会转为橙红色，它叫做红蓝花。"朱有德说。

"红蓝花？我还从来没有听说过这种花。这也是草药吗，师傅？"小神农好奇地问。

"当然了。"

"那它能够治疗什么疾病呢？"小神农追问。

"这红蓝花可是活血美容的名花，它性温，味辛，具有活血润燥、止痛散肿、通经等功效。一般会用红蓝花来治疗产后血晕、瘀滞腹痛、痛经等症。"朱有德说。

"师傅，这红蓝花的入药部分就仅仅只有花朵吗？"小神农问道。

"当然不是了。其实这红蓝花除了花朵可以入药之外，子也是可以入药的，药性与花朵一致，可以用来治疗产后血晕口噤、胎死腹中、腹内恶血不尽绞痛等症。"朱有德说。

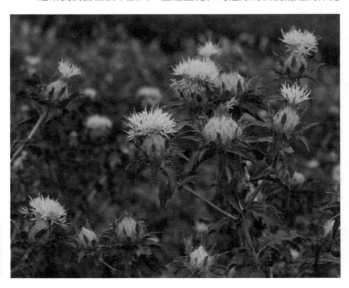

"师傅，您刚刚还说这红蓝花是活血美容的良药，那平时应该如何服用红蓝花呢？"小神农说道。

"通常我们会在酒中加入一些红蓝花，喝泡好的酒就能起到保健

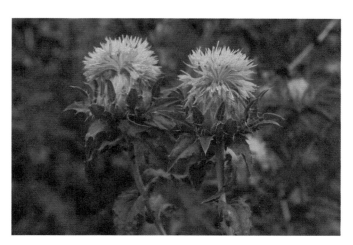

养生的效果。除此之外，红蓝花还可以外用。将红蓝花蒸熟捣碎之后取汁，就可以治疗一切肿疾。"朱有德说。

　　小神农小心翼翼地将红蓝花采下，放入一个事先准备好的布袋中。他暗下决心，一定要抓紧时间，在这山里多认识一些草药，争取能够学习到更多的新知识。

红蓝花

泽兰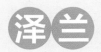
——妇科常用的活血药

老刘是当地的一位名医，家里也有一个规模不小的药房。师徒二人现在就借住在老刘家里。得知老刘也有一个药房，小神农非常高兴，在征得老刘的同意后，他就进了药房，准备认识更多的草药。

小神农刚走进药房，就被晾在一旁的一些干燥的草药吸引了。这些干燥的草药全长30～40厘米，茎为四方形的，直径2～5毫米。茎上有明显的节，茎表面的颜色为黄褐色，也有的带一点紫色，茎的每一侧都长有一个纵沟。

小神农用手掰了一下草药，没想到这干燥的草药质地十分清脆，

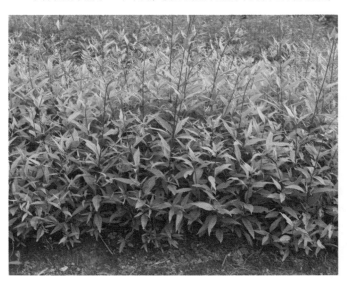

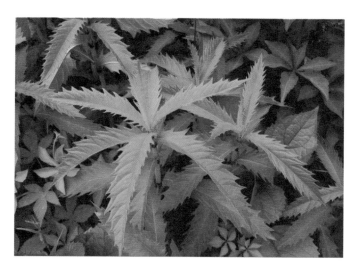

轻轻一掰就折断了。被折断的草药中央的颜色为白色，中心是空的。小神农又仔细看了一下这株草药的叶子，只见它叶子为对生，叶片表面长有很多皱缩，叶片形状为披针形，叶片边缘长有一些很粗的锯齿。被晒干的叶片颜色为暗绿色或者微微带有一些黄色，叶片的腋间长有很多簇生的小花。

小神农实在不知道这草药是什么，于是拿着草药找到了师傅朱有德询问："师傅，您看看我手里的这株草药是什么？"

"你不认识这草药吗？它可不是这里的特产，我们那边也是有的，恐怕只是你没有留意。"朱有德对小神农说道。

泽兰

　　"对不起师傅，我真的不知道这草药是什么，是我之前学习的过程中疏忽了，麻烦师傅给我讲讲吧！"小神农一脸惭愧地说道。

　　"这草药的名字叫做泽兰，性微温，味苦，具有利水消肿、补充气血、破瘀血、消癥瘕、利关节、通九窍、长肌肉等功效。泽兰可是妇科常用的活血药，可以用来治疗产后腹痛、月经不调、气血不足、虚劳消瘦、血淋腰痛以及胎前产后的诸多病症。"朱有德对小神农说道。

　　"师傅，这泽兰除了可以治疗妇科疾病，还可以治疗哪些疾病呢？"小神农继续追问道。

　　"泽兰除了可以治疗妇科疾病之外，还可以用于治疗中风后遗症、四肢水肿、跌打损伤、骨节积水、大腹水肿等症。另外，泽兰除了内服，还可以外敷。将新鲜的泽兰捣碎之后，敷在患处还可以用于治疗血瘀肿痛、跌打损伤等症。"朱有德说。

　　小神农默默地将泽兰的样子记在心里，他决定，回去之后一定要到山里好好找找泽兰。

泽兰

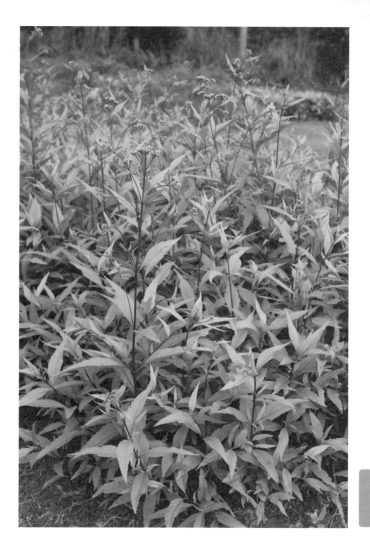

泽兰

月季花
——治疗妇科闭经的常用药

老刘是一个喜爱养花的人，自家的小院里也养了不少花。在众多鲜花当中，月季花开得最为旺盛，小神农也格外喜欢月季花的香味。这天中午，小神农从院子中采了一些月季花回来，放在屋子里，整间屋子很快就充满了月季花的香味。

朱有德看到了，就问："小神农，你知道这月季花长什么样子吗？"

朱有德的话看似很奇怪，可实际上却是在问小神农到底有没有仔细观察过月季花。小神农见师傅这么问，立刻就说："师傅，要是你昨天问我这个问题，我肯定是答不出来的。不过今天，我完全可以告

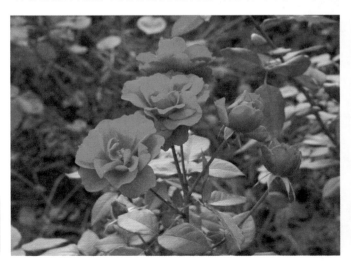

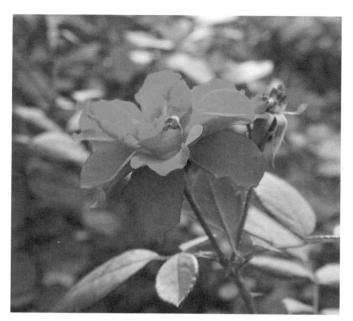

诉您月季花长什么样子。因为我刚刚去
采花的时候，已经特别留意了。月
季花的茎为棕色偏绿色的，茎上长
有一些钩刺，但是也有的茎上没
有长刺。月季花的小枝颜色为绿
色，叶片的颜色为墨绿色。叶片
为互生，形状为卵状长圆形或者宽
卵形，长2.5～6厘米，叶子的边缘长
有一些细小的锯齿。叶片表面比较光滑，
两面都无毛。月季花的花朵常常都是簇生的，单生的比较少见。花的颜色有很多种，就好像我采的这些花就已经有五六种颜色了，花具有非常浓郁的香气。每年的4～10月份是花期，月季花因为长得漂亮而且有香气，所以被誉为花中皇后。"

"看来你今天是有备而来，那你再来说说这月季花的功效是什么。"朱有德又问道。

"月季花性温，味甘，具有活血调经、消肿解毒等功效，可以用于治疗月经不调、筋骨疼痛、脚膝肿痛等病症。"小神农说道。

"除了这些，你还知道哪些关于月季花的知识呢？"朱有德说道。

"我知道这月季花可以晒干之后泡水喝，具有养生保健的功效。还可以将月季花的花瓣研磨成粉，每天用酒冲服，可以治疗跌打损伤、脚膝肿痛、筋骨疼痛等病症。"小神农说。

朱有德高兴地说："你说得很不错，我给你补充几点。月季花在

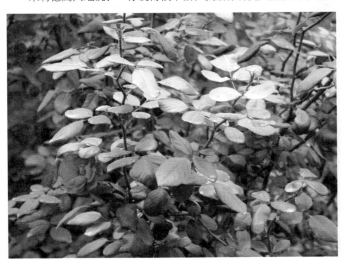

月季花

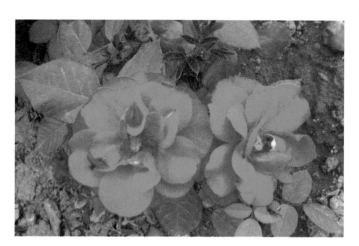

我们的生活中十分常见，只是我们在欣赏月季花的美丽的时候，往往忽视掉了月季花的药用价值。其实，我们完全可以将月季花的花朵摘下后晾干，平时泡水喝还可以起到治病防病的效果。不过，一些对花粉过敏的人在使用月季花的时候应该格外注意，防止过敏。"

听了师傅的话，小神农很高兴，赶紧记了下来。

月季花

牛膝

——化瘀血、强筋骨的佳品

　　朱有德带着小神农在老刘家住了一段时间之后，就决定带着小神农到其他地方转转，两个人辗转来到了河南。朱有德带着小神农在一户农家住下，第二天一早就带着小神农进山采药去了。

　　小神农进山之后，眼睛就不断扫视着周围的环境，一心想要找到新草药，结果很快就发现了一株自己从来没有见过的植物。小神农小心翼翼地将这株植物连根挖起，发现它的根为圆柱形，根的直径为5～10毫米，颜色为土黄色。植物的茎有棱角或者呈四方形，茎的颜色为绿色或者带有一些紫色，表面还有白色的柔毛。植物的枝是对生

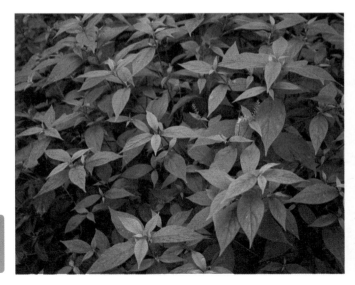

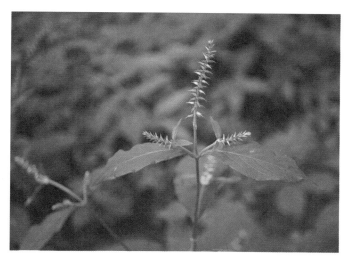

的，节比较膨大。植物的叶子是单叶对生，叶片有膜质感，形状为椭圆状披针形或者椭圆形。叶子的先端略尖，叶片的上下面都长有柔毛。植物的顶端还长有穗状的花序，花朵的数量很多，比较密集。

　　小神农将这株植物拿给朱有德看，朱有德看过之后对小神农说："你采到的这株草药叫做牛膝，每年7～9月份是它的花期，9～10月份是果期。牛膝在果期的时候，会长出长圆形的黄褐色种子，长度大约1毫米。"

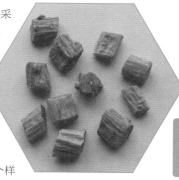

　　"原来这个药就是牛膝呀。我在家里的药房见过晒干切碎的，没有想到新鲜的牛膝竟然长成这个样

子。"小神农嘟囔着。

"那你来说说牛膝的作用，为师想要知道你究竟有多了解牛膝。"朱有德对小神农说道。

"牛膝性平，味苦、酸，具有补血肝肾、活血通经、强筋骨、利尿、排脓止痛、利阴气、益精气、驱逐恶血等功效，可以用于治疗四肢痉挛、月经不调、跌打损伤、腰膝酸痛、血滞经闭、痛经、热淋、头痛、阳痿等症。"小神农说道。

"看来你对这牛膝还挺了解的。那我再来考考你，你知道牛膝的药用部分有哪些吗？"朱有德问道。

"这个我也知道。牛膝的叶子、茎以及根都是可以入药的，其中茎和叶子可以治疗各种疮肿、湿寒痿痹等症。"小神农说道。

朱有德听完小神农的话，对他的表现非常满意。他心想，小神农跟随自己学医的时间并不算长，竟然可以记住这么多草药知识，真是个了不起的孩子。

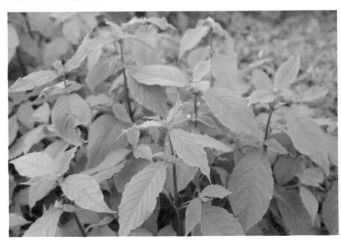

牛膝

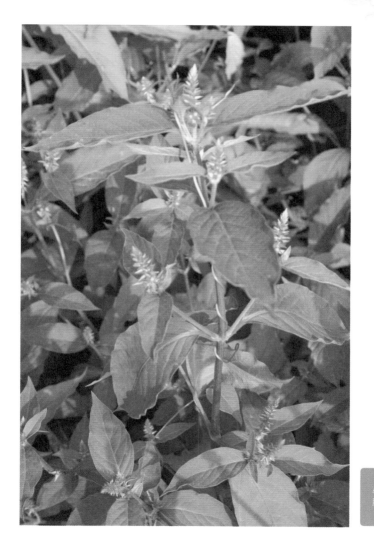

王不留行

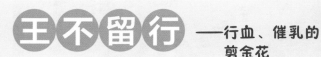

——行血、催乳的剪金花

朱有德和小神农一路北上，一边给人看病，一边采集草药，而小神农也在这段时间里迅速成长起来了。他不仅认识了很多新的草药，还知道了很多治病救人的药方。

这一天，朱有德出去给人看病了，只有小神农独自一人留在临时住所里。现在，他正忙着整理这几天上山采回来的药材。

突然，有几个人冲了进来，为首的一个模样很凶的人大喊："朱有德在哪里？"小神农被吓坏了，小声告诉对方师傅出去给人诊病去了，只有自己一个人在家。对方听到小神农的话，似乎很着急，小神农往他身后一看，一个男子正鼻衄不止。见此情况，小神农立刻跑到

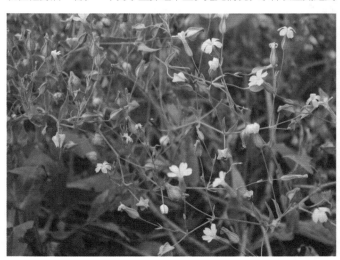

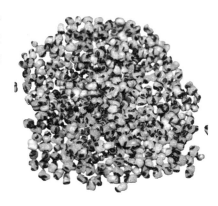

院子里，将王不留行阴干好的茎叶放在水中煎成浓汁给鼻衄不止的男子喝下，很快血就被止住了，小神农也松了一口气。

对方得到医治，对小神农千恩万谢。将这群人送走之后，小神农暗自庆幸自己昨天跟师傅认识了这味王不留行。

小神农昨天跟师傅上山采药的时候，看见了一种高30～70厘米的草本植物，茎是直立的，茎的上部有叉状的分枝，节稍膨大。叶子是对生的，叶子的颜色为粉绿色，叶子的形状为卵状椭圆形或者卵状披针形。植物会开出淡红色的小花，花瓣的形状为倒卵形，植物的种子是球形，颜色为黑色。

当时朱有德告诉小神农，这就是王不留行，它是行血、催乳、消肿敛疮的好药，小神农认真地将朱有德的话记下来了。回到家之后，小神农特意翻看了医书，找到了关于王不留行的记载，他从书中得知，这王不留行性平，味苦，具有活血通经、消肿止痛、止血、除风痹风寒、通利血脉、利小便、通乳汁等功效，可以用于治疗鼻衄、痈疽恶疮、瘘孔，可止心烦，经常服用还可以减肥、延年益寿、抗衰老。

小神农昨天看书的时候，恰巧看到了关于用王不留行治疗鼻衄的方法，没想到今天就派上了用场，他暗自高兴自己也可以救人了。

王不留行

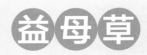

益母草

——活血祛瘀的妇科第一药

朱有德和小神农原本打算今天不上山采药了，整理一下近几天采到的草药，过几天带着这些草药回家。在整理草药的时候，朱有德突然问道："小神农，你知道什么草药是活血祛瘀的妇科第一药吗？"

"师傅，您问的这个问题太小儿科了吧！我当然知道了，您说的应该就是益母草吧？"小神农说道。

"你说的是没有错。你见过新鲜的益母草吗？"朱有德又问道。

"新鲜的我没有见过，我只见过干燥的益母草。师傅，难道这里有新鲜的益母草吗？"小神农满脸期待。

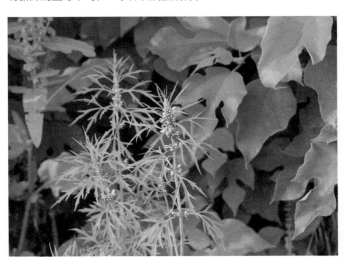

益母草

朱有德点了点头，放下手中的草药，拿起采药工具以及背篓，就带着小神农上山去了。这可是让小神农学习的好机会，找一棵新鲜的益母草给小神农看，相信他以后都不会忘记这种草药长成什么样子的。

朱有德带着小神农在山上转了一会儿，很快就找到了益母草。小神农顺着朱有德手指的方向看去，发现原来新鲜的益母草在幼苗期的时候是没有茎的，叶子为圆心形，叶片的边缘长有5～9个浅裂，每个裂片上都长有2～3个钝齿。一些已经长大的益母草的茎是方柱形的，茎上面还长有很多分枝，长30～60厘米，茎的直径0.2～0.5厘米。茎的表面颜色为青绿色，具有鲜嫩的质感，掰断之后可以看见茎中央有髓。益母草的叶子是交互对生的，叶子长有叶柄，叶片的颜色为青绿色，具有鲜嫩的质感，用手揉搓之后会流出汁液。

"小神农，你现在已经看到了新鲜的益母草了，那你能不能说出益母草的功效呢？"朱有德站在一旁说道。

"益母草性微寒，味苦、辛，具有活血调经、利尿消肿、祛瘀、调经、消水等功效。益母草通常都用来治疗妇女月经不调、胞衣不下、胎漏难产、产后血晕、泻血、尿血、闭经、水肿等症。另外，我还知道益母草有很多种用法，不一定都要配药来用，也可以在食物中添加一些益母草，同样可以起到养生保健的功效。"小神农说。

小神农今天过得非常开心，没有想到竟然在远离家乡的地方见到了益母草的庐山真面目。

益母草

丹参 ——痛经的克星

朱有德一早就将行李打包好，准备带着小神农回家了。师徒俩在路上也没有闲着，小神农的好奇心很强，总是提出很多问题，而且一刻都没有放弃认识草药的机会。

走了一阵子，天上开始下起雨来。朱有德决定带着小神农找一户农家先住下，等天气好转之后再上路。小神农趁着雨停了的时机，一个人跑到附近的山上寻找新的药材，结果刚一进山，他就发现了一株自己从来都没有见过的植物。

小神农小心翼翼地将其连根挖出，发现它的根比较肥厚，根的表面为红色。植物的茎高40～80厘米，茎上长有一些长柔毛。植物的

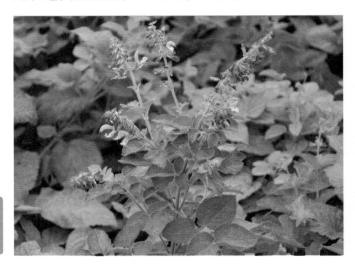

丹
参

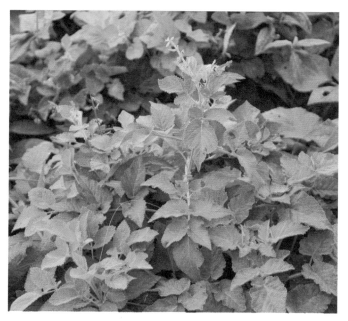

叶子为单数羽生，叶片的形状为椭圆状卵形或者卵形，叶子的两面都有毛。植物长有伞状花序，花萼的颜色为紫色，长约11毫米，花冠的颜色为蓝紫色，长2～2.7厘米。小神农将草药放在背篓里，在山上又翻看了一会儿，抬头一看，天公不作美，眼看又要下雨了。为了不让师傅担心自己的安全，小神农迅速下了山。

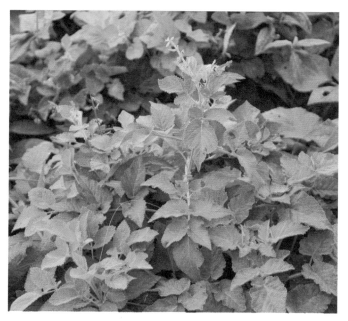

　　小神农回去的时候，朱有德已经

焦急地在门外等着了，见到小神农毫发无损地回来了，一颗心才算是落下。小神农进屋之后，将背篓里的那株不知名的植物拿给朱有德看。朱有德看过之后告诉小神农："你采到的这味草药叫做丹参，我想丹参你已经很熟悉了，咱们家的药房里也有这味草药。"

"师傅，我知道丹参的作用。丹参性微寒，味苦，具有安神定志、通利关节、补血、强腰膝、止烦渴、益气、养血安胎、破血祛瘀、活血等功效，丹参号称是女性痛经的克星。丹参可以用于治疗月经不调、痛经、心腹疼痛、疝气疼痛、头痛目赤、四肢不遂、崩漏带下、骨节疼痛、腹中雷鸣、脘腹胀痛等症并能排脓止痛、堕死胎。"小神农说。

虽然下雨容易把衣服弄脏，但是小神农心里特别感谢这场大雨，要不然他就没有机会进山采药，更没有机会看到丹参的真实模样了。小神农决定等雨停了之后，一定要再去山上"探宝"，再发现一些自己不认识的中药。

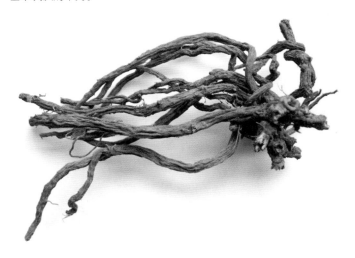

丹参

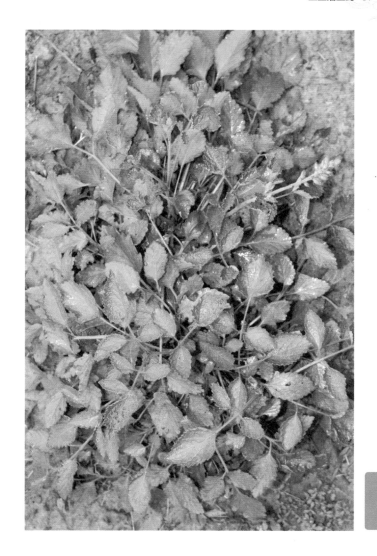

丹
参

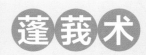

蓬莪术 ——通月经、消瘀血的蓬莪

　　小神农和师傅又踏上了回家的路途。这一日他们来到了一个小镇，准备买一些干粮再继续上路。小神农在逛集市的时候，看到有一位老农正蹲在路边卖中药，他立刻走上前去观看。

　　这位老农在地上摆着几种中药，其中一种中药的样子长得有些奇怪，是小神农从来都没有见过的。这株草药的根茎形状为卵圆形的块状，在根的侧面长有圆柱状的分枝，根比较细长，在根的末端膨大呈长卵形的块状。其叶片形状为狭卵形或者长圆状椭圆形，叶片的长度为13～24厘米，宽度为7～11厘米，叶片上的叶脉中部具有紫色的晕。叶子的叶柄长度大约是叶片长度的1/3，叶耳细小。这株草药上还长有圆柱状穗状花序，长度大约为14厘米，苞片形状为卵圆形，

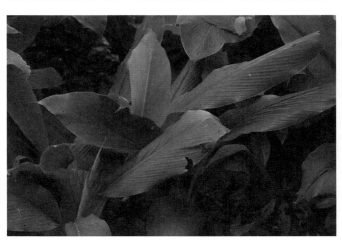

颜色为亮红色，花萼的颜色为白色。花瓣的形状为圆形，花朵的颜色为淡黄色。

小神农蹲在中药前面认真地看，老农见小神农看出了神，就问道："小伙子，你认识这草药吗？"

小神农摇了摇头，随后问道："老爷爷，您能告诉我这草药叫什么名字吗？"

"现在对草药感兴趣的年轻人可不多了。这草药的名字叫做蓬莪术。"老农说道。

"那老爷爷，您知道这蓬莪术究竟有什么用处吗？"小神农继续问道。

"这蓬莪术具体有什么用处我不知道，但是我知道用蓬莪术可以治疗小儿气痛。只需要将蓬莪术炮熟之后，研成粉末，用热酒给小孩服下，就可以治疗此病。我们这里的人都用这个方子给小孩治病。"老农笑着对小神农说道。

小神农与老者说话间，朱有德已经赶来了。小神农见到朱有德就好像是见到了救星一样，立刻说道："师傅，这位老爷爷说这味草药叫做蓬莪术，您给我讲讲蓬莪术的知识吧！"

"好呀！蓬莪术性温，味苦，具有破血行气、消积止痛、通月经、开胃消食、消瘀血、解毒、止内损恶血、通肝经聚血的功效。一般都用蓬莪术来治疗心腹痛、痛经、霍乱冷气、吐酸水、饮食不消等症。而且，它的根你也很熟悉，就是我给你讲过的郁金。我记得我给你讲过郁金的特征，看来你还是没有活学活用啊！"朱有德说。

小神农通过这件事知道了，原来每一个人都可能是自己的师傅，就比如那位蹲在路边售卖草药的老农。虽然他只是一名普通的农民，却认识很多自己不认识的草药，还懂得很多药方，看来自己要学习的知识还太多太多了。

骨碎补 ——长在石头上的跌打损伤药

小神农随后又在自己的背篓里拿出一株草药。这个时候朱有德已经知道了，原来小神农并不是没有问题想要问自己，而是将所有的问题都攒在一起，打算一次性都问出来。

小神农将手中的叶片呈扁平长条状，植株上有分枝，长5～15厘米，宽1～1.5厘米的植物放在朱有德手上。朱有德一看，这株植物的表面长有暗棕色及深棕色的小鳞片，这些小鳞片看上去有些像柔软的毛。

朱有德随后将植物的叶片放在火上烤了一下，发现经过火燎的叶片变成了暗褐色或者棕褐色，叶片的两侧以及叶片的上表面形成了凸

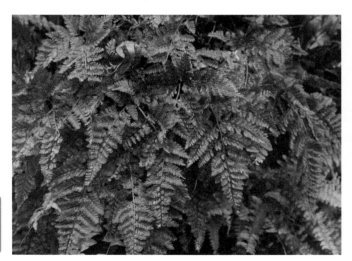

起或者凹下的圆形叶痕。这株植物拿在手上的感觉很轻，质地也非常清脆，轻轻一掰就断裂了。植物的断面颜色为红棕色，并且有一些维管束，颜色为黄色点状，排列成环形。

朱有德仔细观察了一番之后对小神农说："这植物名叫骨碎补，具有破血止血、补肾强骨、续伤止痛、杀虫、除骨中毒气、补五劳六极等功效，可以用于治疗肾虚腰痛、跌扑闪挫、牙齿松动、耳鸣耳聋、筋骨折伤、久泄、恶疾腐烂化脓、风寒血虚疼痛等症。"

"师傅，您说这骨碎补可以治疗耳鸣耳聋，那具体要怎么治疗呢？"小神农问道。

"想要治疗耳鸣耳聋，可以将骨碎补切成细条，用火炮炙。记住一定要趁热将骨碎补的细条塞进耳朵当中，效果就会非常显著。"朱有德说。

"原来用这骨碎补治疗耳鸣耳聋这么简单，等一下我一定要多采一些带回去。张奶奶就有耳鸣耳聋的毛病，回去之后我就可以给张奶奶治病了。"小神农兴奋地大叫起来。

"我也赞成你多采一些骨碎补带回去，因为这味草药不仅可以当成药来服用，还可以用于食疗，放在粳米当中煮粥喝，养生保健的功效也是非常不错的。尤其是对跌打损伤的人来说，吃用骨碎补煮的粥，对于病症的康复有很大帮助。"朱有德笑着对小神农说。

小神农听过之后，匆忙吃了一点干粮，喝了几口水，立刻挥舞着挖药工具埋头苦干起来。他想要多采一点骨碎补，这样就可以带回去给更多人治病了。

骨碎补

茜草

——血见愁的止血良药

　　小神农跟着师傅出去了这么久，帅子非常想念他。他见小神农回来了，赶紧来找小神农玩。两个人一起上山后玩累了，帅子就坐在一块大岩石上休息，小神农则一眼看见大岩石边有一株植物。这株植物的叶子为四片轮生，叶片的形状为卵形或者卵状披针形，植物的茎为四棱形，叶片上长有倒刺。植物上长有聚伞花序，花冠为辐射状。小神农如获至宝，小心地将这株植物采了下来。

　　坐在大岩石上的帅子却是一头雾水，他问道："小神农，你难道又采到好药了？"

　　"这个可是止血良药，有着'血见愁'之称的茜草。"小神农摇

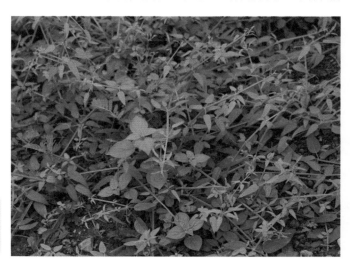

晃着手中的草药说道。

"这草竟然这么厉害呀？那你给我讲讲这草药有什么用处呗？以后我也帮你多采一点。"帅子对小神农说道。

"行呀！茜草性寒，味苦，具有凉血、止血、通经、祛瘀等功效，可以用于治疗外伤出血、关节痹痛、衄血、吐血、崩漏、经闭瘀阻、跌扑肿痛等症。"小神农说。

"小神农，你刚刚说这茜草能够治疗外伤出血是吗？我父亲在干活的时候经常会受伤，如果他认识这草药的话，就可以就地取材来给自己止血了。你能不能告诉我治疗的方法呢？"帅子说。

"其实用茜草治疗外伤出血非常简单，只需要将茜草研磨成粉末，敷在伤口上就可以止血了。如果是治疗跌打损伤的话，就将茜草放在白酒中浸泡，直接喝白酒就可以了。"小神农对帅子说道。

"原来用茜草治病这么简单啊！等一下我们回家的时候，你一定要将这些办法都写在纸上给我，我拿给我父亲看，让他也了解一些这方面的知识。以后他上山干活的时候，如果真的受伤了，还可以自己先简单医治一下。"帅子对小神农说道。

"这个当然没有问题。不过我有条件，你要认真地采挖草药，要帮我除去草药中的泥沙，并且帮助我一起晾晒草药。"小神农说了一大堆要求。

帅子连连点头表示同意，两个小伙伴就这样高高兴兴地一起挖起草药来了。

茜草

夏 天 无

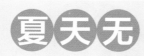

——夏天不能采的活血止痛药

　　初夏的天气还算清凉，小神农最喜欢在这个时候上山采药了。今天，小神农又跟着朱有德来到附近的山上采药。他特意找了一块土质比较肥沃的土地，觉得在这里一定能够采到自己不认识的草药。

　　找了一会儿，小神农就发现了自己想要寻找的目标——一株没有毛，茎又十分细弱的草药。小神农蹲下身体，用手中的挖药工具小心翼翼地将整株草药挖出。他发现这株草药的茎近似球形；草药的叶子为一枚，并且长有长长的叶柄；叶片的轮廓为三角形的，叶片上为2回3出的全裂，在叶片下方有白粉。

　　"师傅，您看看我挖到了什么草药？"小神农将挖出来的草药给

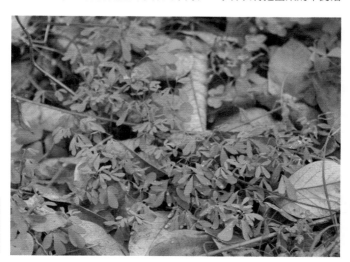

朱有德看。

朱有德看了看小神农挖到的草药后，说道："小神农，你挖到的这个草药名字叫做夏天无。"

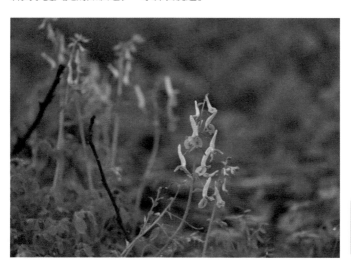

"夏天无？这名字好有趣，难道是说这草药到了夏天就没有了吗？"小神农好奇地问道。

"这草药当然不是到了夏天就没有了，而是到了夏天之后就采不了了。这种草药必须在春季和初夏的时候采挖才行，过了这个时间段，这草药就不能用了。"朱有德摸了摸小神农的头，一脸慈爱地说道。

"原来是这样呀？我之前都没有见过这种草药。师傅，您给我讲讲关于夏天无的知识吧！"小神农说道。

夏天无

　　"夏天无性温、味苦、微辛，具有活血止痛、祛风除湿、舒经活络等功效。一般可用夏天无来治疗中风偏瘫、风湿性关节痛、跌扑损伤、头痛、腰腿疼痛以及坐骨神经痛等症。"朱有德对小神农说道。

　　"师傅，这夏天无我平时很少见到，它喜欢生长在哪里呢？"小神农接着又问道。

　　"夏天无喜欢生长在土质比较肥沃且疏松，排水良好的土壤当中。我们平时都在山林中找药，所以就很少遇见它了。"朱有德说。

　　"师傅，这夏天无要怎么处理才能够入药呢？"小神农歪着脑袋继续问道。

　　"回去之后，我们将夏天无的茎、叶子以及须根通通去除干净，用清水洗净之后，晒干就可以入药了。不过这个过程可需要耐心，师

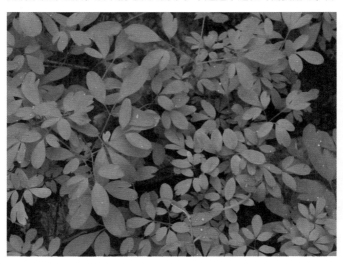

夏
天
无

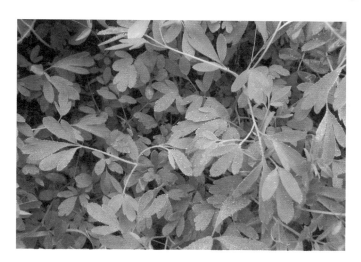

傅就将这个任务交给你好不好？"朱有德笑着说道。

　　小神农可不觉得处理草药是一件苦差事。他觉得处理草药能够让自己认识更多的草药，增加更多的知识，对于热爱草药的他来说，处理草药简直就是一份美差。

夏天无

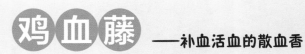

鸡血藤 ——补血活血的散血香

　　今天早晨，朱有德带着小神农到附近的村庄出诊。朱有德给人诊病的时候，小神农就站在一旁学习，一个上午下来，小神农也学到了不少新知识。

　　中午的时候，小神农从附近的小餐馆里买来了食物，准备和师傅饱餐一顿。这时候，有一位看上去年龄不大的姑娘来看病。朱有德看她的脸色比较苍白，给她诊过脉之后，又简单地询问了一下病情，就判定这位姑娘是贫血。朱有德让小神农从药箱当中拿出一些鸡血藤，吩咐姑娘回家之后用水煎服即可。

　　送走了这位姑娘之后，朱有德和小神农开始吃午饭。小神农一边

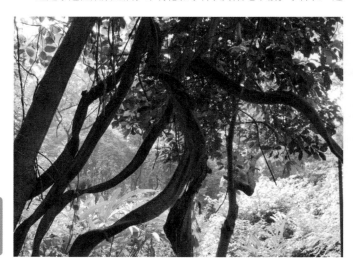

鸡
血
藤

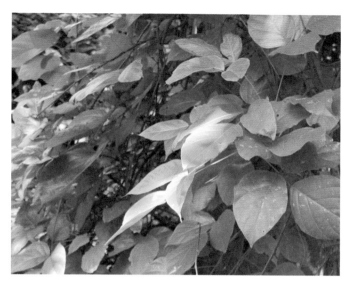

吃饭一边问道："师傅,您刚刚让我拿的鸡血藤,是去年我们一起上山采的那个茎为扁圆柱形,茎的表面长有明显的纵沟,并且散布了很多点状棕褐色的皮孔,叶子为复叶互生,小叶的形状为宽卵形,基部为浅心形或者圆形的植物吗?"

"你的记性真不错,就是去年我们采到的鸡血藤。回去之后去除了枝叶,又切片晾干就成了这个样子,它可是补血的良药。"朱有德对小神农说道。

"师傅,鸡血藤性温,味苦、甘,具有补血活血、舒筋活络、调经止痛等功效,但是我不知道这鸡血

鸡血藤

藤具体都能够治疗哪些疾病，今天趁着这个机会您给我讲讲吧！"小神农说道。

"鸡血藤通常都是用来治疗风湿痹痛、月经不调、血虚萎黄、麻木瘫痪、经闭、痛经等症的。就好像刚才那位女孩的贫血，就可以用鸡血藤来治疗。除了可以直接用鸡血藤来煎水服用之外，还可以熬成膏来服用。当然，如果贫血的情况比较严重的话，还可以在药方中加入一些土党参，治疗效果会更好一些。"朱有德说。

"原来鸡血藤能够治疗这么多疾病呀！我上次跟师傅采过药之后，就很少关注鸡血藤了。看来这次回去之后我一定要多多关注鸡血藤，多了解一些关于鸡血藤的药方。"小神农高兴地说。

小神农这次跟着师傅朱有德出诊又温故知新了，不仅复习了鸡血藤的知识，还知道了用鸡血藤治病的药方，他感到格外高兴。

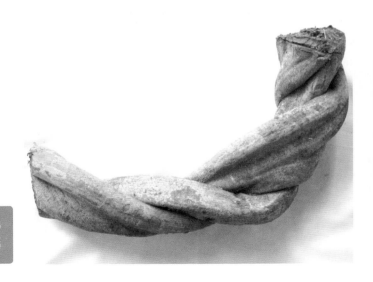

鸡
血
藤

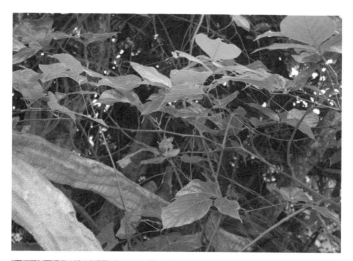

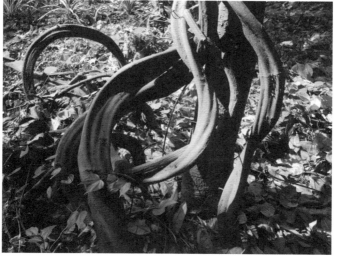

鸡血藤

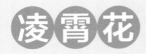

凌霄花
——凉血祛风的倒挂金钟

朱有德有用药材泡酒的习惯，所以经常会将采来的药材放入酒瓶当中浸泡起来。这一天，帅子带着张叔叔来找朱有德看病，张叔叔最近几天总是不明原因地便血。朱有德为他仔细地诊过脉之后，让小神农到药房里给他倒了一些新泡好的药酒，给他喝下。

随后，朱有德又给张叔叔倒了一些药酒，让他带回去，嘱咐他按时饮用。没过几天，他的便血问题就被解决了。小神农很好奇师傅究竟给张叔叔喝了什么药酒，于是问道："师傅，您究竟给张叔叔喝了什么药酒呀？他的便血问题怎么这么快就解决了呢？"

"我给张叔叔喝的并不是什么厉害的药酒，只是很普通的凌霄花

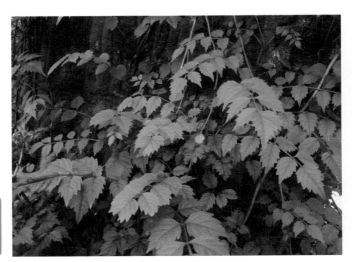

凌霄花

泡的酒而已。"朱有德回答道。

"凌霄花？您是说上次我们出诊时在回来的路上，从人家的篱笆旁采到的黄褐色的茎，茎上有棱状的网裂，叶子是对生的，叶片形状是卵形或者卵状披针形，叶片边缘还带有粗锯齿的植物吗？"小神农问道。

"对，就是那个花朵非常大，形状是圆锥形，花萼是钟状，花冠是漏斗状钟形的药材。采它一定要在夏、秋两季开花的时候，它可是很好的活血化瘀药。"朱有德说。

"师傅，书上说这凌霄花性寒，味酸、甘，具有凉血祛风、活血通经等功效，可以用于治疗闭经癥瘕、产后乳肿、月经不调、皮肤瘙痒、风疹发红以及痔疮等症。可是我不明白，张叔叔并没有这些症状，您为什么要给他用凌霄花治病呢？"小神农不解地问。

"张叔叔就是痔疮引起的便血，所以我给他喝一点用凌霄花泡的药酒，很快他就不便血了。"朱有德回答道。

小神农这个时候才恍然大悟，原来张叔叔的便血是因为痔疮引起的，难怪师傅一直说并没有大碍。小神农这回又学到了一个新知识，他终于知道了师傅为什么平时不喝酒，却喜欢泡那么多药酒了，原来是以备不时之需啊！看来自己以后应该多研究研究师傅的药酒，也可以知道更多治病救人的药方。

凌霄花

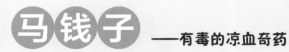

马钱子

——有毒的凉血奇药

　　这一天，小神农独自来到集市上买菜，看见一位老人正在兜售一种叫做马钱子的药材。小神农可从来没有见过这种药材，马上产生了兴趣，于是忍不住蹲下观察老人卖的药材。

　　老人对小神农说："这马钱子可是我们这里罕见的药材，一般都是生长在热带国家的，比如印度、越南、缅甸、泰国等地。这么难得的药材你要不要买一点啊？"

　　小神农拿起一个马钱子看了看，发现这马钱子原来就是一种干燥成熟的种子，形状为扁圆形纽扣状，有点略微完全。马钱子的边

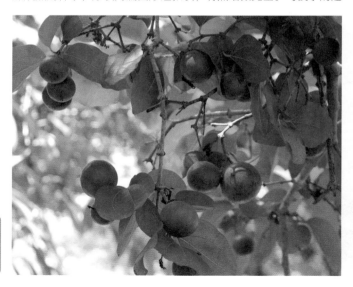

马钱子

缘有些隆起，有一面还是稍微凹下的，而另一面则是微微凸起。每一颗马钱子的直径为1～3厘米，厚度为3～6毫米。马钱子的表面为灰绿色或者灰棕色，表面长有银灰色的毛茸，毛茸呈辐射状排列，呈现丝光。

马钱子的底部中央有一个突出的圆点，在周围还有一个小突起，在圆点与突起的地方还有一条棱线。马钱子的质地比较坚硬，小神农费了很大劲才将其破碎。将马钱子破开之后，小神农发现里面的种仁颜色为淡黄白色，有一些微微的透明。从纵切面看去，可以看见马钱子的子叶为心形。小神农将马钱子放在鼻子下闻了闻味道，发现马钱子没有任何的臭味。他刚要伸舌头去舔一下马钱子，尝尝马钱子的味道，却被老人给拦住了。

"这东西可是有剧毒的，千万不要尝。"老人对小神农说道。

"那您能告诉我马钱子究竟有什么功效，能治疗哪些疾病吗？"小神农问道。

"马钱子性寒，味苦，有大毒，具有消肿、止痛、散血热的功效，能够治疗咽喉痹痛、风痹疼痛、痈疽肿毒、骨折、神经麻痹、风湿顽痹等症。"老人说。

小神农觉得这马钱子买回去一定有用，当下就决定将身上带的钱全部都用来买马钱子。随后，小神农把买菜的事情抛诸脑后，带着马钱子兴高采烈地回家去了。

马钱子

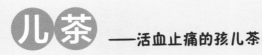

儿茶 ——活血止痛的孩儿茶

朱有德和小神农已经有些日子没有到山里采药了，所以今天上山，小神农格外兴奋，一个上午就采了一背篓的草药。可惜都是些之前认识的草药，这一点不免有些让小神农感觉到失落。

朱有德早就看出小神农心情低落，于是指着小神农身后的大树说道："小神农，你可知道这是什么树吗？"

小神农回头看了看那棵高有10米的树，发现这树上的小枝比较细，而且小枝上还长有棘刺。树叶为偶数二回羽状复叶，树皮的颜色为灰棕色或者棕色，由于正值八月份，所以树上还有一些黄色或者白色的花朵。小神农仔细看了看，确认自己真的不认识这是什么树，于

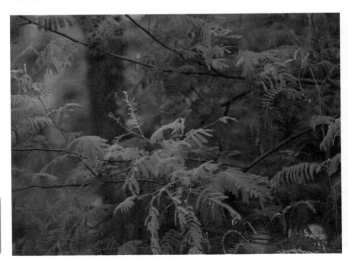

是对朱有德摇了摇头。

朱有德笑着对小神农说："你现在看到的树就是儿茶树，它的树枝、树干就是药材儿茶。"

"原来这就是儿茶呀？师傅，那我们采一点儿茶带回去吧！"说罢小神农就准备要采药，却被朱有德拦了下来。

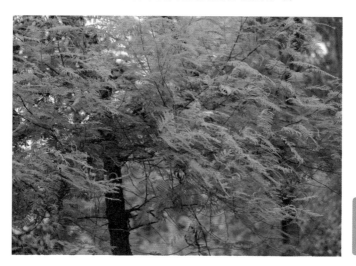

朱有德对小神农说："现在可不是采儿茶的时候，儿茶要等到冬季才能够采收呢！冬季将儿茶树的枝和干采回去之后，去掉儿茶的外皮，将其切成大块，之后再用水煎煮，直至汤水浓缩。干燥之后去除杂质，用的时候将其敲碎即可。"

儿茶

"师傅，我见医书上写着，儿茶性微寒，味苦、涩，具有活血止痛、收湿敛疮、止血生肌、清肺化痰等功效。可这儿茶具体能够治疗哪些疾病呢？"小神农问道。

"一般我们都会用儿茶来治疗外伤出血、疮疡不敛、跌扑伤痛、吐血衄血、肺热咳嗽、湿疹、湿疮等症。"朱有德说。

"原来儿茶在没有炮制之前是这样的。还真是不敢相信，家里药房内那些不规则块状，形状大小不一的黑褐色和棕褐色的东西就是这个。"小神农看着儿茶树说道。

"你可要好好地收藏儿茶，因为儿茶的质地虽然比较坚硬，却十分易碎。儿茶的断裂面不整齐，却具有光泽。儿茶表面有很多小细孔，如果遇见潮气就会变得有黏性，所以回去之后一定要注意保存好儿茶，千万不能让儿茶遇潮。"朱有德再次叮嘱小神农。

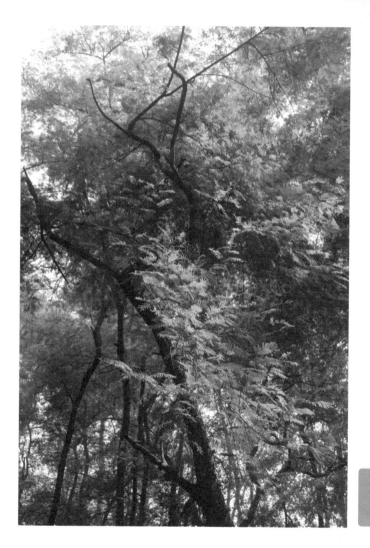

荠菜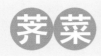
——止血明目的菱角菜

这天一早，帅子就来找小神农，希望小神农陪自己上山打猪草，于是小神农就带着背篓和采药工具跟帅子一同上山去了。

帅子一边打着猪草，一边问小神农："小神农，我们就是来打个猪草，你也带着采药工具，难道这些杂草里也有你需要的草药？"

"当然了，你可不要小看这些杂草，有很多都是可以入药的草药。"小神农一边说，一边挖出一根高30～40厘米的草本植物。

帅子对小神农说道："小神农，你采这草做什么？这草不是遍地都有吗？难道也是草药吗？"

"当然了，这草药叫做荠菜。你看看它的茎生叶，形状是线状披

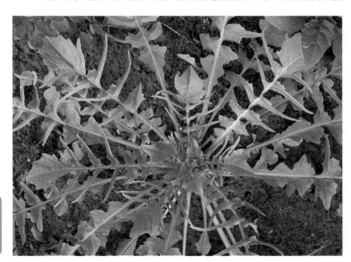

荠菜

针形或者长圆形的，基部是耳状的抱茎，边缘长有一些细小的锯齿。它的花数量比较多，颜色为白色。现在正好是荠菜的花期，也是采摘荠菜的时机。"小神农对帅子说道。

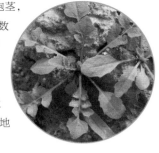

"小神农，这草药你采回去之后，要怎么入药呀？"帅子不解地问道。

"回去之后将荠菜中的杂草都挑拣干净，之后将 全草洗净后晒干就可以了。晒干的荠菜质地十分脆，颜色为枯黄色或者灰绿色，茎比较纤细，要好好保存才行，不然就全部碎了。"说完，小神农小心翼翼地将荠菜全部都收入背篓当中。

"小神农，这荠菜究竟能治疗什么病呀？"帅子继续问道。

"荠菜性平，味甘，具有利水、止血、明目等功效，可以用于治疗吐血、便血、淋病、水肿、痢疾、血崩、月经过多、目赤疼痛等症。"小神农说。

"治疗痢疾？难道上次张大婶家的小孙子闹痢疾，你师傅就是用荠菜给治好的？"帅子不禁想到了前不久朱右德给张大婶的小孙子治病的情景。

"对呀！当时师傅让我们回去拿的草药就是荠菜，你忘记了？当时我还吩咐你小心点拿，怕你将荠菜全部弄碎了呢！"小神农笑着对帅子说道。

"小神农你真棒，能够认识这么多草药，我真的是太羡慕你了。"帅子对小神农羡慕不已。

荠菜

荔枝草
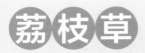

——凉血解毒的癞蛤蟆草

今天一早朱有德就出诊了，让小神农一个人在家整理药房。朱有德走后不久，帅子就上门来找小神农玩。

帅子一边帮着小神农整理药房，一边闲聊。帅子告诉小神农，父亲的痔疮又犯了，现在正在家里躺着呢！

小神农得知此事之后，就带着帅子来到小河边，在一堆杂草当中翻来翻去，最终找到了一株高约60厘米的草本植物。这株植物上长有很多分枝，茎是方形的，表面长有一些短的柔毛。植物的叶片形状为长圆形或者披针形，长2~6厘米，宽8~25毫米，叶子的叶柄长4~15毫米。叶片的先端比较钝且比较尖，基部为楔形或者圆形，叶

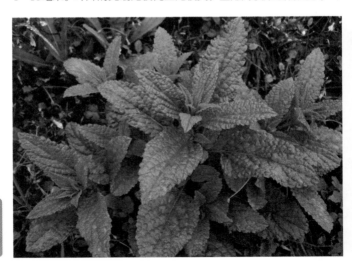

荔枝草

子的边缘长有圆锯齿，下面长有黄色的腺点，叶片的叶脉上长有短柔毛。

小神农得意地将这株草本植物采下，像宝贝一样拿在手上。站在一旁的帅子挠着脑袋问道："小神农，你带着我来到这里采这个草干什么呀？"

"你刚才不是说你的父亲因为痔疮而备受煎熬吗？我采的这株草药叫做荔枝草，就是能够解决你父亲痛苦的草药呀！"小神农笑着对帅子说道。

然后，小神农带着帅子回到家中，将草药清洗干净，用水煎煮后，将药水交给帅子，让帅子带回家去让父亲用这些水清洗痔疮。

结果第二天帅子就兴高采烈地来感谢小神农，说父亲的痔疮已经好多了。朱有德得知后，立刻问道："小神农，你用了什么方法治疗痔疮？"

"我用了荔枝草。"小神农回答道。

"真没有想到，你竟然知道荔枝草。"朱有德高兴地说。

"这是我在医书上看到的，医书上说荔枝草性凉，味辛，具有凉血、解毒、杀虫、利水等功效，可以用于治疗崩漏、吐血、咳血、腹水、尿血、痈肿、痔疮、白浊、咽喉肿痛等症。昨天帅子跟我说，他父亲的痔疮犯了，我第一时间就想到了用荔枝草来治疗。"小神农说道。

"小神农，你做得非常不错，懂得将学到的知识运用到生活当中。为师为你感到高兴！"朱有德高兴地夸赞了小神农一番。

荔枝草

酸藤果

——收敛止血的咸酸果

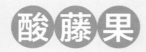

最近小神农一直被一个问题所困扰，那就是他每天清晨刷牙的时候都会出现牙龈出血的现象。之前小神农也给自己用过不少药，但是效果都很一般。

这一天，朱有德带着小神农来到山里，指着山中一株藤本植物说道："小神农，你认识这植物是什么吗？"

小神农走近后仔细看了看，发现这藤本植物的长约2米，叶子是互生的，叶柄的长度为5～8毫米，叶片的质地好像坚硬的纸张一样，叶子的形状为长圆状倒卵形或者倒卵形。叶子的先端为圆形，背后带有一些薄白粉。小神农不知道这是什么，就对师傅摇了摇头。

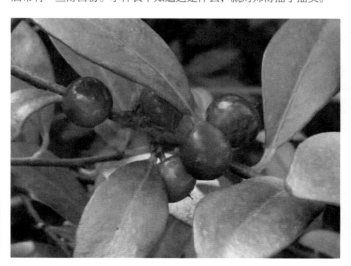

朱有德笑着对小神农说道："这种植物叫做酸藤子，上面结出的果实被称为酸藤果。"

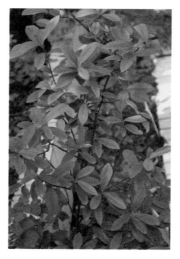

"酸藤果？这东西究竟有什么作用呢？"小神农不解地问道。

"你最近被什么问题一直困扰着？"朱有德提醒道。

"牙龈出血？师傅，您该不是要告诉我，这酸藤果是治疗牙龈出血的良药吧？"小神农不可思议地看着酸藤子上面结出的几颗直径约为5毫米的小果子。

"对呀！这酸藤果的主要功效就是补血、收敛止血，主要用于治疗牙龈出血。"朱有德对小神农说。

"那我现在就摘几颗回去，看来我这个牙龈出血总算是有救了。"小神农兴高采烈地将酸藤子上的酸藤果一一摘下。

"小神农，你看看你手中的酸藤果，熟透之后的颜色为紫黑色或者红色。回去之后你可以用新鲜的酸藤果煎水服用，剩下的可以晒干之后备用。晒干之后的酸藤果的颜色会变成黑褐色，表面比较平滑，闻起来气味有一点酸酸甜甜的感觉。"朱有德对小神农说。

"师傅，这酸藤果的性味是什么呢？"小神农接着问道。

"酸藤果性平，味甘、酸。你现在也可以直接尝一尝，这东西还可以治疗胃酸缺乏呢！"朱有德笑着说道。

小神农一口气摘下不少酸藤果，心想这下再也不用为牙龈出血发愁了，而且这东西味道也不差，回去当水果吃想必也不错。

元宝草

——凉血止血的帆船草

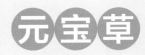

昨天晚上刚刚下过一场大雨，今天早晨的空气显得格外清新。小神农就喜欢在这样的天气上山采药，起码不用遭遇灼热的太阳烘烤。

小神农一早和师傅吃完早饭之后就上了山，很快就来到了经常采药的地点。采了一会儿药之后，小神农提议："师傅，今天的天气这么凉爽，我们再往林子里面走走看吧！我们都好久没有去林子里面了，想必里面应该长了不少草药。"

其实，小神农就是想认识一下新的草药。朱有德哪里会不知道小徒弟的心思，欣然同意了小神农的提议。

可是，毕竟山里刚刚下过大雨，道路还十分湿滑，加上朱有德已

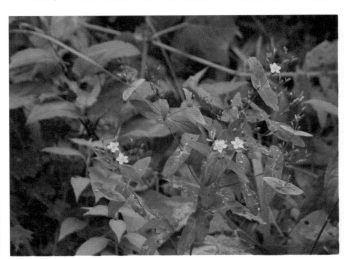

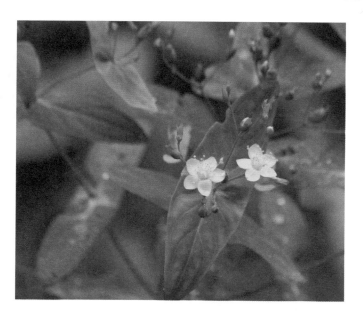

经上了年纪，一个不小心便重重地摔在了地上。

小神农见师傅摔倒，立刻上前搀扶。好在朱有德的骨头并没有大碍，只不过小腿被树枝割伤了，此刻伤口正在流血。

小神农见师傅受伤了，一下子就慌了手脚，不知道要怎么样才能够帮助师傅止血。这个时候朱有德指着不远处一株1米多高的多年生草本植物说道："小神农，你去把那株草给师傅采来。"

小神农立刻走过去，三下五除二

元宝草

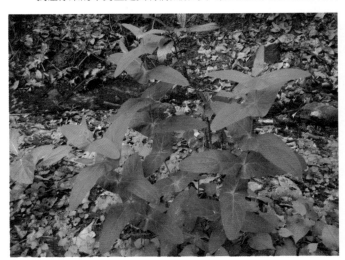

地将草药连根拔起，拿到朱有德面前。朱有德将草药的茎和叶子都用石头捣烂，将其敷在自己的伤口上。不一会儿，伤口的血就被止住了，小神农悬着的一颗心才算是放了下来。

小神农这个时候才回过神来，看着采回来的草药。这草药的须根比较纤细而且比较短，茎为圆柱形，上面长有一些分枝，通体是光滑而且无毛的。植物的叶子为单叶交互对生，叶片的形状为长椭圆状披针形。

小神农拿着草药问道："师傅，您刚刚让我采的究竟是什么草药呀？"

"我让你采的草药正是具有清热解毒、凉血止血、痛经活络功效

元宝草

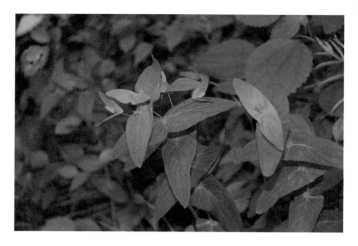

的元宝草呀！"朱有德说道。

"元宝草？我之前完全不知道有这种草药，师傅您给我讲讲吧！"小神农对着朱有德撒娇地说。

"这元宝草性寒，味苦、辛，可以用于治疗吐血、衄血、肠炎、痢疾、痛经、外伤出血、跌打损伤、烧烫伤以及毒蛇咬伤等症。"朱有德对小神农说道。

小神农心想，这么好的一味药就在自己的眼皮底下，自己却没有发现，看来自己还是知道得太少了。

元宝草

黄药子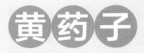
——有小·毒的止血良药

由于最近朱有德的腿受伤了，所以上山采药的事情只能由小神农一个人做。帅子见小神农一个人上山采药，就自告奋勇和他一起上山。

帅子走到半山腰就已经明显体力不支，小神农见状，忍不住嘲笑起他来。可是帅子却露出一脸难色，原来他不是体力不支，而是腰上长了一块比较大的疮疖，走路的时候出了点汗，疮疖就疼得厉害。

小神农见到帅子腰上的疮疖之后，就开始四下寻找着什么。帅子一头雾水，于是问道："小神农，你又在找什么草药？能治好我的疮疖吗？"

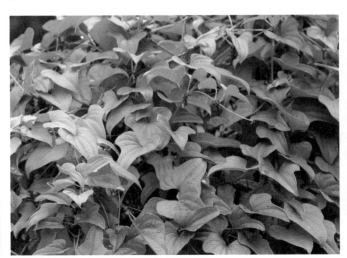

黄药子

　　"我在找一种叫做黄药子的草药，它可以治疗你的疮疖。不过这草药有点不太好找，还需要费力挖出来才行。"小神农嘟囔着说道。

　　"那你给我说说它长什么样子，我帮你一起找吧！"帅子对小神农说道。

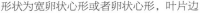

　　"这黄药子是植物的根，它的地面部分是缠绕草质藤本植物，藤上很少有分枝，茎为左旋，颜色为浅绿色略带一些红紫色，表面光滑无毛。它的叶子长15～26厘米，宽14～26厘米，形状为宽卵状心形或者卵状心形，叶片边缘有细小的波浪。黄药子的根是块茎卵圆形或者梨形，直径4～10厘米。块茎的外皮颜色为棕黑色，表面长有细小的须根。"小神农对帅子说道。

　　帅子知道了黄药子大概的样子，很快就发现了黄药子，并且帮助小神农将黄药子挖了出来。

　　"黄药子性凉，味咸、苦、辛，带有一定的毒性。因为里面含有一种叫做皂苷的物质，所以使用的时候必须要格外小心。黄药子具有凉血止血、化痰散结的功效，可以用于治疗吐血、咯血、百日咳、淋巴结结核、疮疖、咽喉肿痛等症。像你身上的这种疮疖，等一下我将黄药子捣碎之后，敷在你的患处，很快就会好起来。"小神农对帅子说道。

　　帅子连连点头说："大家都说名师出高徒，你师傅那么厉害，你的医术我信得过！"

　　说完，小神农便将黄药子捣碎之后敷在帅子的患处。这下帅子可感觉舒服多了，看来这次陪小神农采药真没有白来，困扰自己几天的疮疖也解决了。

黄药子

水苦荬

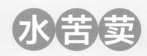

——止血化瘀的水仙桃草

　　小神农最喜欢在山间的溪水里玩耍了，尤其是在炎热的夏天，即便不上山采药，小神农也会特意来到溪水旁玩耍一阵，顺便洗个凉水澡。

　　这一天，小神农跟着师傅来到溪边，三下五除二将身上的衣服除去，跳进溪水中讨清凉去了。在溪水里扑腾了一会儿之后，小神农发现岸边有一株有趣的植物，就指着它问："师傅，您认识这植物是什么吗？"

　　"这是水苦荬。"朱有德坐在岸边说道。

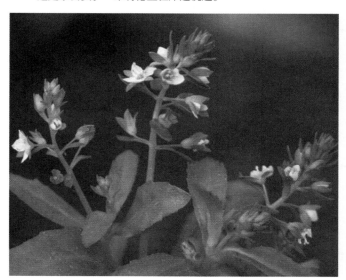

水苦荬

"师傅，这水苦荬也是草药吗？"小神农问道。

"当然了。水苦荬性凉，味苦，具有止血化瘀、清热利湿、解热利尿、和血止痛等功效。"朱有德回答道。

小神农一听原来这水苦荬这么有用，于是立刻来到它跟前，想要仔细看看它究竟长什么样子。小神农发现这水苦荬全体无毛，茎是直立的，高约60厘米，具有肉质感。茎中空，有些基部是略微弯曲的。叶子是对生的，叶片形状为长圆状椭圆形或者长圆状披针形。叶片的长度为4～7厘米，宽度为8～15毫米。叶子的先端比较尖锐，叶子的边缘长有波浪状的锯齿。

其实，水苦荬的长相还不足以吸引小神农的目光，最吸引他的是水苦荬的果实。小神农发现有些水苦荬的果实非常大，呈现膨大的圆球形，觉得非常有趣，于是问道："师傅，您看这水苦荬的果实怎么那么大呢？"

"这水苦荬的果实是被小虫寄生了，只有寄生后的水苦荬果实才会变成膨大的圆球形，在果实内部还长有很多细小的种子。"朱有德笑着说道。

"原来是这样呀？那水苦荬的果实也可以入药吗？"小神农继续问着。

"对呀！不仅水苦荬的果实可以入药，它全草都是可以入药的。"朱有德说道。

"师傅，那这水苦荬具体都能够治疗哪些疾病呢？"小神农又问道。

"一般来说，我们可以用水苦荬来治疗痢疾、血淋、喉痛、感冒、疔疮、疝气、月经不调、跌打损伤等症。"朱有德说。

小神农看着手中巨大的水苦荬果实，觉得这草药真的是太有趣了，等一下一定要多采一些回去好好研究一下。

水苦荬

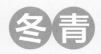

冬青

——治疗外伤出血的佳品

    小神农累了的时候，就喜欢靠在大树下休息一会儿。今天他忙碌了一个上午，终于有时间休息一会了。

    朱有德看着小神农一副悠闲自在的样子，于是问道："小神农，你知道你背后这棵大树是什么树吗？"

    小神农回身打量了一下这棵大树，只见它的高度起码有10米，树皮的颜色是淡灰色或者灰色，树皮表面无毛。叶子为互生的，叶柄的长度为5～15厘米，叶片的质地为革质，叶片的形状为狭长椭圆形，长度为6～10厘米，宽度为2～3.5厘米。叶片的先端比较尖，基部为楔形，在叶片的边缘还长有一些浅浅的锯齿。叶片的上面具有光泽，颜色为深绿色。小神农看了又看，发现自己真的不知道这树的名字，于是问道："师傅，我真的不知道这是什么树。之前见过很多

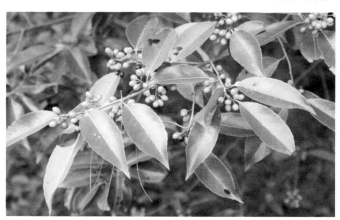

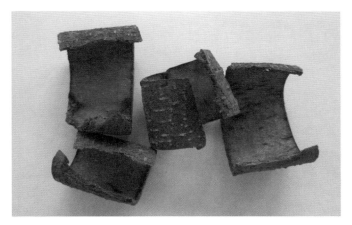

次，可是从来都没有研究过它，师傅给我讲讲吧！"

朱有德对小神农说道："这是冬青树，你手上的叶子就是冬青叶，是可以入药的部分。冬青性寒，味涩，具有凉血止血的功效，可以用于治疗外伤出血，治疗时直接用新鲜的叶子捣碎敷在患处就可以。"

"原来用冬青叶治病这么简单，只需要外用就可以了。"小神农简直不敢相信，原来冬青叶这么好用。

"当然，而且这冬青叶还可以治疗溃疡、烫伤、脉管炎、急慢性支气管炎、尿路感染、皲裂、细菌性痢疾等症。"朱有德说。

"师傅，那这冬青叶只能用新鲜的吗？只有新鲜的冬青叶才能够入药吗？那冬天可怎么办呀？"小神农不解地问道。

"当然可以将冬青叶晒干再用呀！晒干之后，烧成灰，用灰抹在脸上，就可以治疗皲裂。"朱有德说。

小神农看着手中的叶子，觉得这冬青的作用真的是太大了，还是先收集一点叶子，回去以备不时之需吧。

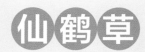

仙鹤草——治疗妇科疾病的龙牙草

这一天，朱有德从外边带回来了很多小神农不认识的草药，让他十分困惑。"师傅，您从外边拿回来的究竟都是些什么草药呢？"小神农忍不住问道。

"我怀里这些可以说是草药，也可以说成是好吃的野味，它的名字叫做仙鹤草，也有人叫它龙牙草。你来看看，仙鹤草的根茎是不是很粗？一般来说，仙鹤草的高度可以长到1米，全身都长满了细小的柔毛，叶子为不整齐的单数羽状复叶，叶片的形状为椭圆状倒卵形或者菱状倒卵形。叶子的长度为2.5～6厘米，宽度为1～3厘米，叶片

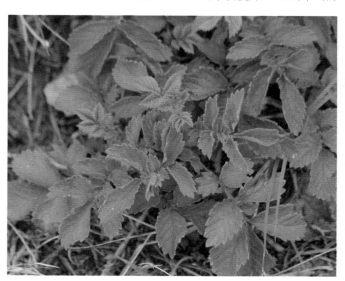

仙鹤草

的边缘长有粗大的锯齿，叶片下方长有稀疏的柔毛。仙鹤草通常长在树林中，或者山坡上。"朱有德说。

"师傅，您刚刚说仙鹤草既是草药也是野味，那仙鹤草究竟能够治疗哪些疾病呢？"小神农继续问道。

"仙鹤草性平，味苦、涩，具有止血、滑肠、止痢、杀虫、健胃、消炎、益气强心等功效，可以用于治疗女性月经不调、红崩白带、子宫出血、阴道毛滴虫病等。此外，还可以用仙鹤草治疗衄血、尿血、咯血、吐血、痢疾、肠胃炎、闪挫腰痛、劳伤无力等症。"朱有德说。

"原来仙鹤草的作用这么大呀？难怪师傅您采回来这么多，等会儿我将这些仙鹤草全部晒干备用。"小神农说着接过朱有德手中的仙鹤草。

朱有德听着小神农这样一说，立刻皱起了眉毛，说道："小神农，仙鹤草师傅可是要做菜吃的，它的营养非常丰富。另外，师傅这几天发现你吃饭的时候总是龇牙咧嘴的，应该是口腔溃疡了吧？等一下让师娘用仙鹤草给你做菜吃，你的口腔溃疡也会不治而愈。"

"师傅，您真的是神医呀！就连我嘴巴里有口腔溃疡您都知道，真是了不起！"小神农对着朱有德竖起了大拇指。

朱有德则笑着说："你平时吃饭总是狼吞虎咽，最近这两天吃得那么矜持，一猜就是你嘴巴里起了口腔溃疡，哈哈！"

师徒俩说说笑笑中，小神农又学习到了新的中药知识。

卷柏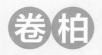
——能化痰止血的长生草

小神农看见朱有德在整理草药，忍不住凑上前去。看见朱有德的手上有一团卷缩的拳头状的东西，小神农忍不住问道："师傅，这味中药是什么？我之前没见过呢。"

"这是卷柏。"朱有德回答道。

"师傅，卷柏是在哪里生长的？"小神农又问。

"卷柏一般生长在岩石上。你现在看到的是已经干燥的卷柏，所以看起来为绿色或者棕黄色，枝叶丛生，并且向内卷曲，枝上还长有鳞片状的小叶，质地非常脆，一不小心就会被折断，一般长度为5～10厘米。但是新鲜的卷柏高度在5～15厘米，主茎是直立的，而

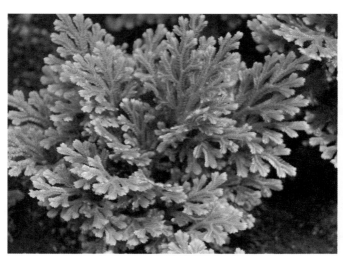

卷柏

且比较短，下面长着须根。每年春季的时候将嫩绿的卷柏采集起来，然后将其须根全部剪去，之后再留少许根茎，再将卷柏上的泥沙清理干净，晒干，就成了现在你眼前看到的卷柏了。卷柏以无味、不臭、绿色叶多且不碎的为最好，就好像师傅手上拿着的这个。"朱有德将手上的卷柏递给小神农。

小神农接过卷柏认真观察了一番之后，问道："师傅，卷柏有什么用处呀？"

"卷柏的用处可大了，它性平，味辛，具有活血通经、化瘀止血的功效，可以用于治疗跌扑损伤、吐血、崩漏、便血、脱肛、癥瘕痞块、闭经痛经等症。"朱有德回答。

"师傅，听您刚刚这么一说，我怎么感觉这卷柏倒好像是主要用于治疗妇女病的良药呢？"小神农问道。

"你当然也可以这样理解，毕竟这卷柏在治疗妇女病时用得比较多一些。但是也要记住，卷柏并不适合所有的妇女使用。比如说孕妇，就绝对不能够使用卷柏，否则会有滑胎的危险。"朱有德叮嘱道。

"原来是这样呀！那我可一定要注意了，孕妇是不能用卷柏的。"小神农说完，在笔记上认认真真地记下了这一条。

小神农所学习到的知识越来越多，朱有德为自己能够收到这么优秀的一个小徒弟而高兴！

卷柏

马蹄金

——止血生肌的金锁匙

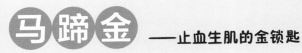

小神农好动，平时总闲不住。朱有德嫌他在房间里总是来回转，影响自己盘点药材，于是对他说："小神农，我昨天看到后园的野草长得很高了，你快去锄一下吧，不然今年的甜瓜就长不出来了。"

一听甜瓜要受影响，小神农立刻就拿了镰刀去除野草。可是，小神农出去了没一会儿，就"哎哟"着又回来了。朱有德一看，他左手握着右手背，指缝里都是血，连忙问：

"你这是怎么了？被蛇咬了？"

"没有，是被镰刀给割伤了。"小神农不好意思地说。

"你呀，快别动，我给你清理一下。"朱有德看看四周，顺手取

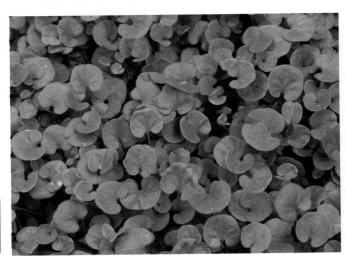

了一团缠绕的干燥草，那草茎细长，上面还
有灰色的短柔毛，质地非常脆，用手一揉
就碎了。

朱有德将揉碎的草放进旁边的药
碾，来回捣几下，又放了点什么药汁调了
调，然后轻轻敷在小神农的手背上，用纱布
裹好，才说："现在好了，坐一边好好待着吧。"

"师傅，您用的这是什么药啊？我看这药草挺眼熟的，那样子虽
然已经干皱了，可还是有点圆形状。"小神农好奇地问。

"算你眼力好，这是马蹄金，又称小金钱草或者金锁匙，是长江
以南地区特产的止血草。"朱有德说。

"马蹄金？我想想，哦，我知道了。它是一种多年生的小草本植
物，匍匐生长，茎细长，叶为肾形或者圆形，前宽有微缺，基部呈阔
心形，叶面有被毛。对不对，师傅？"小神农想起来，之前师傅给自
己讲过的。

"对。那它的花是什么样子呢？"朱有德让小神农接着说。

"花是单生于叶腋的，花柄很短，丝状，萼片是倒卵形的，如同匙
形，花冠钟状，分5裂，为黄色。花谢之后，会结出小球形的蒴果，带
有膜质，里面可生1~2粒黄色的种子。"小神农记得非常清楚。

"嗯，很不错。它的功效还记得吗？"朱有德又问。

"马蹄金性凉，味苦、辛，归肺、肝经，可以解毒利湿、止血生
肌、清热止痛，还能杀虫消炎，对痢疾、黄疸、跌打损伤、毒蛇咬伤
等症都可以治疗。"小神农现在总算知道师傅为什么给自己的伤口敷
这种药了。

"不白受伤，又温习了一味中药，现在去房间休息吧。"朱有德
打趣地说着，不由笑了起来。

野牡丹

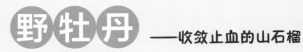

——收敛止血的山石榴

　　小神农的手虽然受伤了，可是并不想回自己房间，他觉得那样太无聊了。所以，朱有德盘点药材时，他就跟在师傅后面看着，遇到不认识的，还能学习一下。

　　朱有德将刚刚使用的马蹄金收拾好，又将旁边的一袋草药打开来看了看。里面是些叶片破碎的干燥草药，茎是四棱形的，上面有鳞状毛，颜色灰褐，还有节。于是，他在账簿上工整地写下：野牡丹1袋。

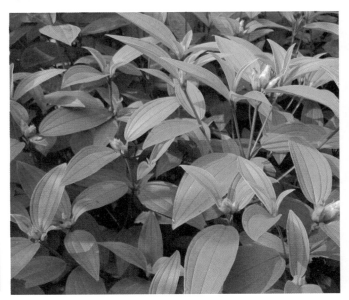

"师傅，野牡丹是什么药呀？"小神农在后面问。

"野牡丹，又称山石榴，是福建一带盛产的活血、止血药。"朱有德说。

"山石榴？是不是会结野石榴出来？"小神农急忙问。

"差不多吧，与石榴只有些小区别。"朱有德回复道。

"师傅，您快给我说说，这山石榴长成什么样。"小神农觉得这肯定也是一种好吃的野果子。

"野牡丹是一种灌木，高0.5～1.5米。分枝很多，茎就是你看到的这样。叶子纸质，为卵形，全缘，叶脉明显，两面有伏毛。每年5～7月开花，花序伞状，生于分枝顶端，开放3～5朵。花萼管状，长2.2厘米，顶端尖，两面有毛。花瓣是粉色或者红色的，倒卵形。

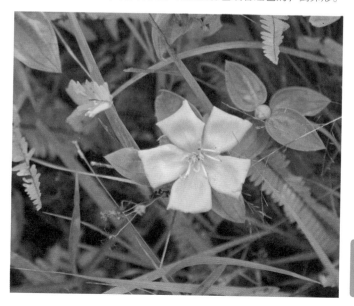

野牡丹

花谢之后，会结坛状球形蒴果，内有种子多枚，镶于肉质胎座内。所以，看上去与石榴很相似。"朱有德说。

"这种药材除了止血活血，还能治什么病呢？应该挺好吃吧？"小神农觉得，它的果实肯定也是酸酸甜甜的。

"它入药的部分可不是果实，而是根、叶子及茎。"朱有德指着那些药材说，"它的功效除了活血、止血，还能收敛、消积利湿，对泄痢、跌打肿痛、外伤出血、咳血、吐血、便血、崩漏等症都有治疗作用。在南方，人们有外伤，就直接取鲜品捣烂敷用，或者将干品磨粉使用。"

"师傅，福建的人们可真幸福啊，受了伤也不用去买药，直接采点草就可以止血了。"小神农觉得这样可真有意思，忍不住羡慕起来。

"这有什么可羡慕的，北方也有这样的草药呢，就看你会不会用

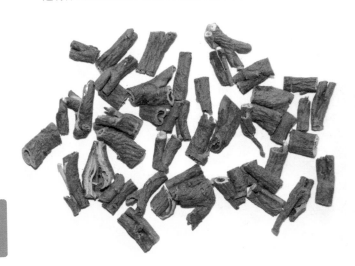

野牡丹

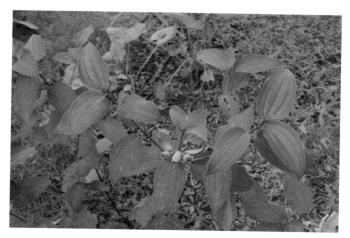

了。"朱有德说。

"师傅，您快告诉我都有些什么，我以后好使用呀。"小神农摇着师傅的胳膊追问。

"以后上山再告诉你吧，现在说多了你也记不住。"朱有德摇着头，又继续去盘点自己的药材了。

野牡丹

榆 ——止血安神的"榆木疙瘩"

在通往山上的小山坡里，长着一排三棵大榆树。春天的时候，小神农也采过榆钱吃，对它们算是熟悉了。

可是，这天师徒俩走到山下时，突然发现那三棵榆树受伤了，不知道是谁将它树干上的皮剥下来好几段。

"这是谁呀？给树剥了皮，不是要让它死掉吗？"小神农气愤地说。

"大概是长虫子了，我来看看。"朱有德围着树转了一圈，看见树皮被剥开来了，里面的白皮被刮去好多。

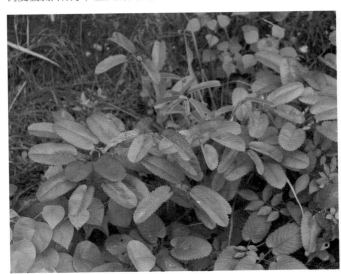

榆

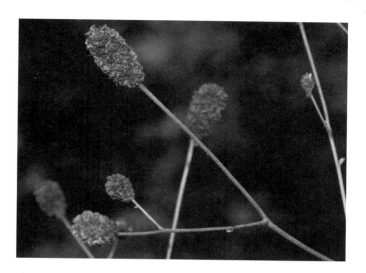

　　"嗯，好像是懂医术的人，显然拿这皮止血用了。"朱有德肯定地说。

　　"什么？榆树还能止血呀？"小神农可是第一次听到这种说法。以前人家都说榆树什么用也没有，所以用榆木疙瘩来形容它呢。

　　"是呀，榆树的药用价值还不少呢。它的榆钱可安神健脾；榆皮内的白皮可以止血、镇静；叶子和外皮又是利小便的药物。所以，神经衰弱、外伤出血、失眠、食欲不振都可以用榆树来治疗。"

　　"师傅，我从来都不知道这种被人称为榆木疙瘩的树还有这么

榆

多好处呢。我可得好好观察一下它的样子。"小神农说着，也围着榆树转起圈来。

　　其实，小神农早对榆树了解得很透彻了。这是一种落叶乔木，可以长很高，村子里最大的榆树，胸径就有1米呢。只是，它的样子不怎么好看，树皮灰褐色，带有很多裂纹，粗糙极了。榆树叶也不好看，长卵形的，虽然平滑，但很易碎，边缘有齿，叶脉明显，经常被虫子咬得斑斑点点。但榆树是报春的树，它每年3、4月间就会先开花，后长叶。花序簇生于叶腋，生出圆形的翅果，无毛，果核位于翅果中间，初生淡绿色，也就是人们常吃的榆钱。等到花老了，就会变白黄色，边缘开裂，里面会有一颗很小的种子。

　　朱有德见小神农想得出神，便说："不用看了，快把这几块皮收

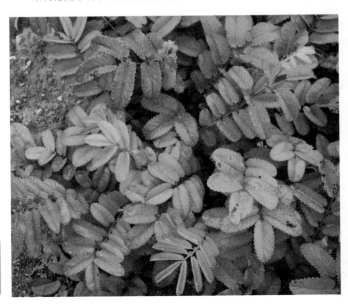

榆

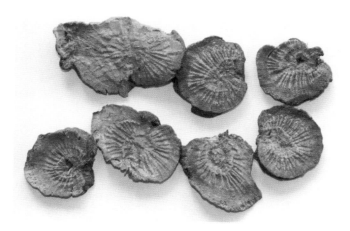

起来吧，扔了也可惜了。"

"师傅，既然榆树皮有这么多的用处，我们不如多剥一些。"小神农这才回过神来。

"不行，给榆树剥了皮，不就真的要它死了吗？再说这样的止血药山上有好多，为什么要把好好的树给害死呀？它长在这里还可以固土防风呢。"朱有德说完，便朝山上走。

"师傅，我知道了。我们可以采其他药来代替榆树皮，这样就保持了大树的完整，对吧？"小神农一边捡起那几块树皮，一边快速追着师傅上山去了。

榆

藏红花 ——活血化瘀的昂贵香料

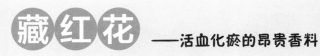

"师傅，我知道您最喜欢的药是哪一种。"小神农正在打扫房间。今天难得没有病人，所以朱有德要求上下都打扫一遍。

"是哪一种呀？"朱有德整理着医书问。

"当然是药架上边那个小盒子里的藏红花啦，对不对？"小神农不止一次看到师傅小心地晾晒这一小盒藏红花了，每次都轻手轻脚，小心翼翼的。

"没办法，谁让它难得呢。在西域，有人将它当作香料来使用，它可以算作最昂贵的香料。"朱有德笑起来。这一小盒藏红花收来有两年时间了，平时不到非用不可，他是不会拿出来的。

"师傅，藏红花不是散郁开结、解毒安神的少见药嘛，怎么还做香料用呢，多可惜呀。"小神农不解地问。

"那是藏红花的功效所在，既可入药，又能调香。而且，你还要记住，藏红花本味甘平，活血化瘀功效强大，一般女性经事不调、经闭、忧思、胸闷都可用它，治其他跌打损伤、血滞瘀结等症也是药到病除。"朱有德看着自己的小盒子，叮嘱着小神农。

"师傅，您再打开它让我看看吧，平时难得见一次，我总感觉记不住。"小神农蹲到师傅跟前，满脸讨好的笑。

"好，就再让你看看。"朱有德兴致非常高，小心地取下盒子，将盖子打开。于是，小神农就看到里面还剩下不多的一小撮红棕色的柱头，柱头很完整，呈线形，下端有残留的黄色花枝，它红的颜色中微有光泽，却让人不敢触碰，因为它非常脆，容易断裂。

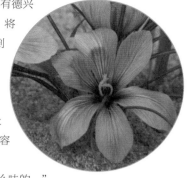

"师傅，我真想尝尝它是什么味的。"小神农看着那些红色的柱头，简直入迷死了。

"它气味有点刺激，微苦。等再有新货到来时，就泡杯红花茶让你尝尝。现在不多了，还是省着点用吧，以备不时之需。"朱有德说着就要把盖子盖上。

"师傅，再让我仔细看看。"小神农叫着。

"对了，小神农，我告诉过你它的特征吧？你给我说说看，记住了多少啊。"朱有德又考起小神农来了。

"我可没忘。藏红花是多年生的草本植物，为圆球形的茎，外面有黄褐色的膜质包被。叶子基生，为9～15片，是线形的，颜色灰绿，边缘反卷。它的花茎不伸出地面，可开1～2朵淡蓝色或者红紫色的小花。花被6裂，呈2轮排列；花柱橙红，长约4厘米；柱头略扁，顶端楔形，带有浅齿。对不对，师傅？"小神农流利地背着。

"嗯，不错，看来真用心了。"朱有德点着头。

"那是当然，这么昂贵的药，我怎么能不牢记呢？"小神农被师傅一夸，忍不住得意地笑起来。

藏红花

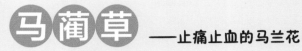

马蔺草
——止痛止血的马兰花

又到了马蔺草结籽的季节，一早起来，朱有德就想着去采点回来。所以，在吃饭的时候，朱有德对小神农说："今天我们去采马蔺草，不上山了。"

"师傅，我知道马蔺草是清热利湿的药物，我刚来那会儿，您告诉过我。而且我也知道，马蔺草就是平时常见的马兰花，对不对？"小神农一边吃饭一边说着。

"嗯，不错。不过，马蔺草可不只清热利湿这么点功效，它味甘，性平，凉血、止血的功效显著。同时，它的花、子、根都可入药，是味真正常见，但却绝对多效的草药。"朱有德说。

"哦，看来我小看这马兰花了。"小神农没想到，小小的马兰花居然会这么厉害。

"在采之前，师傅要先考考你：马蔺草的形态特征是什么样的

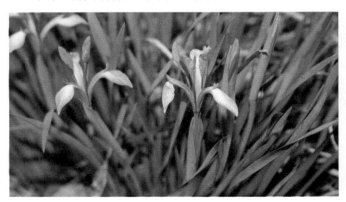

马
蔺
草

呀？"朱有德问。

"这个可难不住我，"小神农喝一口粥，自信满满地说："马蔺草为多年生草本植物，根茎粗壮，木质，外面包有红紫色的残留叶鞘和毛发状的纤维，须根很长，是黄白色的。它的叶子基生，呈条形，颜色灰绿，基部鞘状，非常坚韧。它每年5～6月开花，6～9月结籽，花茎细长，光滑，花苞3～5枚，草质，边缘白色，花朵蓝色，花被为管状，但很短。花谢之后，结长椭圆形的蒴果，外表带有明显的肋，顶端还有短喙，里面长有不规则的棕褐色种子……"

"看这小脑袋瓜儿，真像算盘一样，灵活得很呢。"小神农还没说完，师娘早忍不住夸奖起来。

朱有德在一边也笑了："好了，快吃饭吧，多吃点，一会儿要卖力挖草哦。"

"可是，师傅，我有一个问题不太明白。"小神农很认真地说，眉头微皱。

"什么问题呢？说来听听。"朱有德挺感兴趣，问道。

"就是它各种不同的部位，其药性与药效有没有区别呢？"小神农想，大凡草药，根茎与花、子多会有点区别的。

"问得好，它们确实有些区别。马蔺草的花性微凉，味咸、酸、苦，所以用来清热、利尿最好；而它的子则性平，味甘，凉血、止血功效显著；马蔺草的根与子相近，但其固、燥能力更强，所以不但生肌止痛，杀虫、退黄、排脓作用也明显。使用的时候，可以根据病人的情况，分症对待。"朱有德说得很详细。

"嗯，师傅，我记住了。我已经吃饱了，先去准备药筐。"小神农抹一下嘴，站起来去外面准备采药用具了。

荜澄茄 —— 行气温中的豆豉姜

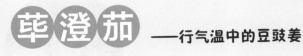

对小神农来说，本地山上有的药材并不稀奇，反而那些不是本地产的药材更让他有了解的欲望。所以，朱有德抓住他的这种心理，特地找了一些南方特有的药材让他辨认。

果然，小神农很高兴，能系统地认一下不知道的药材也是一种挑战。可是，刚刚打开一个药盒，他就傻眼了。因为盒内是一些表面棕褐色的球形果实，上面还有网状皱纹，基部带有宿萼和果痕。将外皮除去，里面是很硬的果核，但也很脆，一捏开，就可以看到1颗黄棕色的种子。

"师傅，这是什么药呢？看着挺油的，而且香味也挺浓，还有些辣辣的。"小神农问。

"这是长江以南区域多见的药材，叫做荜澄茄，又叫豆豉姜，是

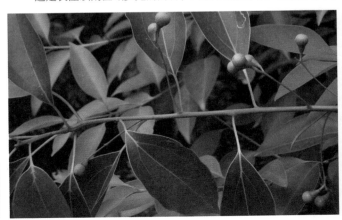

山鸡椒结出来的果实。"朱有德详细地说给小神农听。

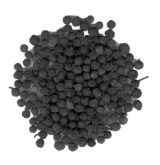

"山鸡椒？这个名字可真有意思。师傅，它长成什么样呢？"小神农兴致勃勃地看着朱有德。

"山鸡椒是一种落叶小乔木，可高达10米，全株无毛，但有着很浓郁的姜香味道。它的根是圆锥形的，颜色灰白，茎皮却是灰褐色的，小枝细长。它的叶子互生，叶柄不长，叶片呈长圆状披针形，叶片上面绿色，有光泽，叶背则灰绿，初生被毛。春季开花，花朵很小，颜色淡黄，花谢后就会结出黄豆大小的果实，味道又香又辣，到成熟后，就变成这样的棕褐色了。"

"呀，这植物真有意思，是不是可以当香料使用呀？"小神农好奇极了，怎么会有这样的植物呢。

"对，可以用来调味，但入药功效也是很强大的。因为它性温，味辛，归于脾、胃、肾、膀胱经，其温中散寒、行气止痛之功就可想而知了。《本草述钩元》中记载'荜澄茄，疗肾气膀胱冷，少类于蜀椒；治呃逆下气塞，少类于吴萸，以温为补，洵属外伤于寒及内虚为寒之对药。至于温益脾胃，令人能食，其本在暖补肾与膀胱之气也'。所以人们多用它来祛除寒凝，行气活血，以温煦体质。"

"对呀，这就好比辣椒一样，因为性质温热，自然就能暖身活血了。怪不得它会有"豆豉姜"这样的调味料名字呢，太有道理了。"小神农一点就通，马上明白了荜澄茄的功效所在。

朱有德在一边听着小神农的分析，不由得微微点头。这个小徒人虽小，但对药材的悟性还是让人满意的。如果他能坚持好好学，一定是个好苗子。

荜澄茄

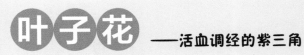

叶子花 ——活血调经的紫三角

　　小神农看到的第二种药材是干燥花，苞片暗红色，根圆形，明显纸质，而花被是淡绿色的，上面还有柔毛和棱。

　　"师傅，这是什么花？感觉好薄的样子。"小神农觉得这花盛开时应该很好看。

　　"这是光叶子花的花朵，又被称为紫三角。它是一种攀援灌木，茎比较粗壮，枝经常下垂生长，于腋间带有直刺。它的叶子互生，柄长1～2.5厘米，叶片呈卵状披针形，是纸质全缘的，表面没有毛，比较光滑。它一般3～7月开花，顶生，花朵多3朵簇生于苞片内，苞片3枚，颜色暗红或者紫色，就如同你看到的这样。它的花谢了之后，会结瘦果，表面有5棱。"朱有德详细地为小神农讲解道。

　　"哦，我知道了，它是因为苞片的原因，才被称为紫三角的吧？"小神农这才想到，它之所以叫紫三角，就是因为苞片有3枚呀。

　　"大概是吧。南方多产，特别是海南、福建一带，因为它喜欢温暖的环境。"朱有德说，"不过，你看到过紫茉莉花吧？它们是同一科的植物，冬天、春天时开花，将花采下晒干，便可直接入药了。"

　　"那它有什么功效呢？"小神农追问。

　　"叶子花性温，味苦、涩，归肝经，可想而知它活血调经、化湿止带功效了得，一般女性经闭、血瘀、月事不调、赤白带下，都会使用这种药，当地称其为调和气血的必用药。"朱有德将叶子花的功效一一讲给小神农听。

　　"师傅，为什么南方的花花草草这么多样呢？"小神农因为看不

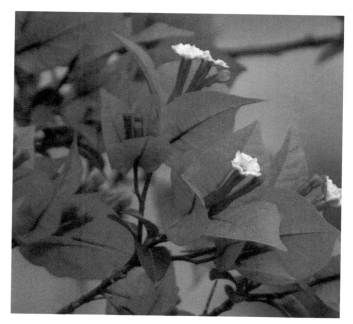

到新鲜的叶子花，不觉又心生遗憾了。

　　"这没什么奇怪的，南方气候温暖，雨露丰沛，更适应花草的生长，而且因为温度稳定，很多花草也就不会遭遇冬天枯萎，当然要比北方品种多一些。"朱有德能够理解，因为自己小时候也有过小神农这样的想法。

　　"那我们什么时候再去南方看看？我又想跟着您出去了呢。"小神农对外面的世界充满了向往。

　　"不急，等有合适的机会，师傅一定再带你出去。"朱有德笑起来，古人说读万卷书、行万里路，看来让小神农多出去走走还是很有必要的。

叶子花

胭脂花

——活血散瘀的紫茉莉

　　小神农坐在一边看那些叶子花，忽然想到，它既与紫茉莉是同科，那紫茉莉应该与它功效相当吧？于是，他马上问朱有德：

　　"师傅，那紫茉莉的功效是什么呢？与叶子花有没有相似的地方？"

　　"对，你问得非常好。"朱有德欣慰地点点头，说，"紫茉莉又称胭脂花，因为其花朵的胭脂色而得名。它的花与根、种子、叶子都可以入药，而且它的根与叶子花的功效有相似之处，那就是活血散瘀了。因为它味辛、苦，性温，入肝、肾经，用来治疗肺痨吐血、赤白带下、红崩、经事不调都可以。不过，胭脂花还有泻热、利尿的作用，因此淋浊、水肿、乳痈、关节肿痛、跌打损伤等症也可以治疗。"

　　"胭脂花这个名字可真好听，也很形象。但与它的花相比，我可能更喜欢它的根，毕竟根更实用一些呀。"小神农自己分析着。

　　"可是，你知道胭脂花的样子吗？特别是它的根长什么样呢？"朱有德考起小神农来。

　　"我只知道紫茉莉是一年生的草本植物，可以长1米高，茎多直立生长，有分枝，带膨大的节。它的叶子为卵状，叶脉羽状，边缘无齿。开花是在夏天，花朵数朵簇生，总苞会分5裂，花萼管状，细长，花冠就像个大喇叭一样，顶端裂5片，颜色紫红。等到花谢了，就会结狭卵形的黑色种子。"小神农一边想一边说，"不过，它的根我就不知道了。"

　　"嗯，说得非常好。"朱有德满意地点点头，"它的根其实也没

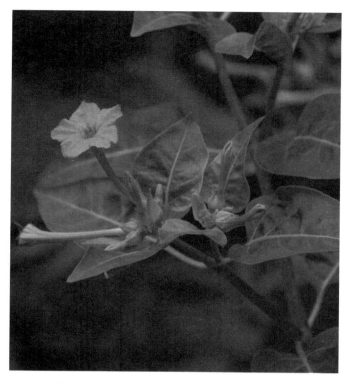

什么特别的，就是纺锤形的块状，为肉质根，表面棕黑色，里面白色。《纲目拾遗》中说'紫茉莉……宿根三年不取，大如牛蒡，味微甘，类山药'，这样你就能想出它的样子来了吧？"

"师傅，南山坡脚下就有胭脂花，我们什么时候去挖一些回来吧。"小神农立刻就想到了自己在山坡下看到过的那丛紫茉莉了。

"好，等下次上山时再说。你现在快学习辨认别的药材吧。"朱有德说着，又去找其他药给小神农看了。

血竭

——定痛和血的圣药

朱有德在药盒中随手翻找，突然看到一种形状扁圆，块头大小不等，又不规则的药材，颜色红褐，断面带有光泽。他脸上立刻就浮起笑意，回头对小神农说：

"快看看，这可是真正的宝贝，师傅都已经很长时间没看到过它了。"

小神农拿在手中，左看右看，还特别放在鼻子下闻了闻，觉得除了长得有些奇怪之外，并没有特别之处，就问："师傅，这是什么药呀？"

"它叫血竭，是麒麟竭的果实和树脂，所以，常被人称为麒麟

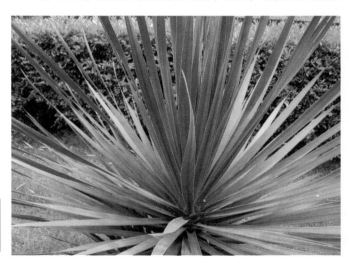

血。"朱有德非常得意地说。这几块血竭，他可是费了好大劲才得到的，平时不轻易使用。

"这个名字也太奇特了。师傅，麒麟竭长成什么样呀？"小神农这才好奇起来。

"麒麟竭是一种多年生的常绿藤本植物，长10～20米，茎带叶鞘，并遍生尖刺。它的叶子为羽状复叶互生，呈线状，长20～30厘米，3条平行脉，叶柄和叶轴上都有尖刺。花序为肉穗状，花冠淡黄色，雌雄异株。花谢之后，就会生出卵球状的核果来，直径2～3厘米，表面赤褐色，带有黄色的鳞片，果实内含有深赤色的液状树脂，会沿鳞片渗出，干了之后如同血一样。"朱有德没见过真实的麒麟竭，但自己的师傅见过，他就把师傅的话照搬给了小神农。

"怎么还有像血一样的药呢？那它能治什么病呢？"小神农惊愕之余，也没忘了问药性。

"说起它能治什么病，那就更厉害了，《本草疏经》中说'骐驎竭，甘主补，咸主消，散瘀血、生新血之要药。故主破积血金疮，止痛生肉，主五脏邪气者，即邪热气也'，你可以明白它有什么功效了吗？"朱有德问。

"哦，就是说它是主五脏邪气，活血祛瘀的药。"小神农总结着。

"对，血竭性平，味甘、咸，归肝、心经，既能生肌敛疮，又能散瘀定痛，跌打损伤、外伤出血不止、产后瘀阻、痛经、内伤瘀痛等症都可以用它治疗。就如同《本草纲目》所说的'骐驎竭，木之脂液，如人之膏血，其味甘咸而走血，盖手足厥阴药也。肝与心包皆主血故尔。河间刘氏云，血竭除血痛，为和血之圣药是矣'。"

"和血圣药呀，真的太厉害了！师傅，我再仔细看看这麒麟竭。"小神农说着，几乎崇拜地举起血竭，放在眼前仔细看起来。

紫葳根

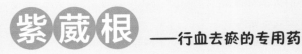

——行血去瘀的专用药

朱有德将血竭放好之后，又发现了摆成一排的紫葳根，这种药本地就很多见。但朱有德就怕因为多见，小神农会忽略它的功效，因此特意取了几块出来，并问："小神农，你还认识这种药吗？我们之前可是说过哦。"

小神农接到手中看了看，那药为植物的根茎，外表黄棕色，有纵皱纹，可见稀疏的支根和枝根痕，质地非常坚硬，断面带有纤维性，有线状物质。

"我知道，师傅，这是凌霄的根，对不对？"

"哟，不错呀，还知道是凌霄的根，"朱有德真没想到，小

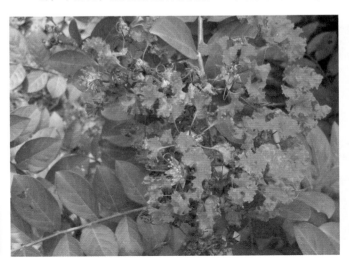

紫葳根

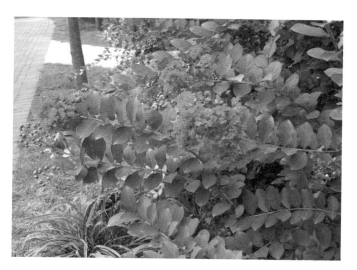

神农居然认出了这味药，又接着问，"那凌霄长什么样呢？还记得吗？"

"我想想，嗯……"小神农皱着眉头，略一思索，便脱口而出，"凌霄是一种藤本植物，攀援生长，它的茎颜色黄褐，带有棱状的网裂，叶子对生，为羽状复叶。叶轴长3～4厘米，叶子为卵形，前端尖，基部阔楔形，边缘还有粗齿。它每年7～9月开花，花序顶生，为圆锥状，花很大，直径达4～5厘米，花萼是钟状的，分5裂，花冠为漏斗形，上端也分5裂，颜色橘红，向外开展。花谢了就会结荚状蒴果，可分裂2瓣，里面有多数扁平的种子，还带着透明的翅呢。"师傅讲过的药材，小神农一般都可以记住，这就是他的聪明之处。

"可是你没说它的根是什么样哦。"朱有德摇摇起头来。

"根就是圆柱形的呀，外表土黄，带有纵皱纹，有支根，没什么特别的。"小神农当时听师说的时候，可不是用它的根入药的，当

紫葳根

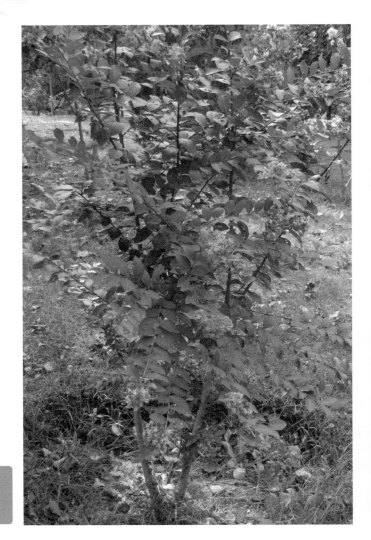

紫葳根

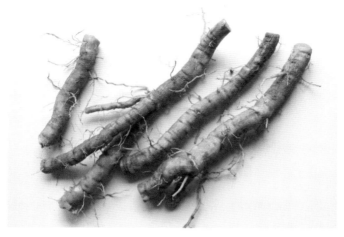

然觉得没什么特别了。

"怎么会不特别呢?师傅今天要告诉你,它的根又称紫葳根,其性寒,味甘、辛,归肝、脾、肾经,不但活血通络,行血祛瘀,而且还能排风凉血,所以可治瘀血、带下、风疹、跌打损伤、痛风、风湿痹痛等症,非常好用呢。"朱有德心想,幸亏又让小神农看了一遍,不然真要忽略这味药了。

"哦,原来它的根叫紫葳根呀。师傅,我记住了。我们下次上山可以去挖一些,这样我就能记得更清楚了。"小神农挠着头,认真地向师傅建议起来。

紫葳根

大叶紫珠 ——善治血症的紫珠草

店里有多少种药材，朱有德自己也说不清，小神农更是只看到了一小部分。现在，他又在药盒中发现了一味大叶紫珠，这也是云南、贵州一带才有的药材。

"小神农，看看你认识这种药吗？"朱有德把药材给小神农看。

小神农拿到手中一看，是一些已经干燥的叶子，叶片长椭圆形，边缘有齿，颜色黄绿。说实话，相似的叶子非常多，他一时不知这是什么植物的叶子，所以看看药材，再看看师傅，一句话也说不出来。

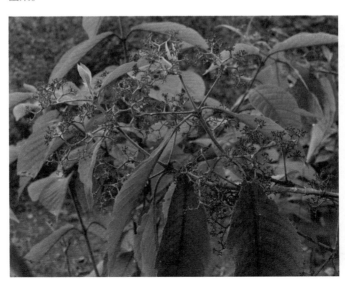

大
叶
紫
珠

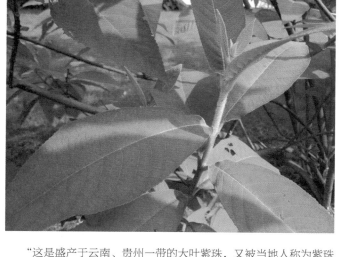

　　"这是盛产于云南、贵州一带的大叶紫珠，又被当地人称为紫珠草。"朱有德看小神农呆呆的样子，不由得笑了起来。

　　"是因为它会结紫颜色的珠子，才叫这个名字的吗？"小神农现在已经总结出来了，很多药材都是因为其外形才被命名的。

　　"嗯，是的。它的果实是球形的，成熟之后紫红色，表面有腺点，多在冬天才成熟呢，成串生长，看起来很漂亮。"

　　"师傅，那它的叶子长成什么样呀？您给我仔细讲讲吧。"小神农对这味药材很感兴趣。

　　"大叶紫珠是一种灌木，高3～5米，小枝近方形，表面生有灰白色的粗糙茸毛。它的叶子为对生，叶柄比较粗，为1～2厘米，表面也生有茸毛。叶片就是你看到的这种长椭圆形，可长10～24厘米，前端尖，基部钝圆，边缘带有细齿，叶脉很密，叶表生有短毛，叶背则是白色的茸毛，两面都会长金黄色的腺点。"朱有德自己也觉得这种植物挺有特点，所以讲得很细致。

"那它的花呢？花序应该也是多数聚生的吧？"小神农推测着。

"说得对，它每年4～7月开花，花序为聚伞状腋生，可生5～7次分歧，花梗生茸毛，花苞片线形，花萼为杯状，带有白色星状毛和黄色腺点。花冠是紫红色的，也有星状毛，盛开的时候，还是非常壮观的。"朱有德感慨地说。

"那这味药有什么功效呢？"小神农追问。

"这可是好药，它性平，味苦、辛，归心、肺经，最善主血症，因此其散瘀止血、止痛消肿的功能强大，对吐血、咯血、便血、衄血、外伤出血等症都有疗效。"

"真是好药呀，我觉得这才是最对血症的药呢。"小神农禁不住夸奖紫珠草。

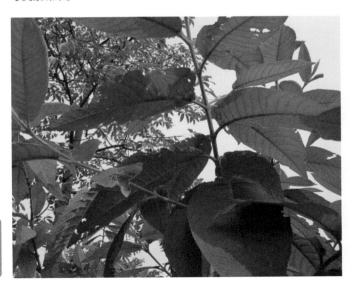

大叶紫珠

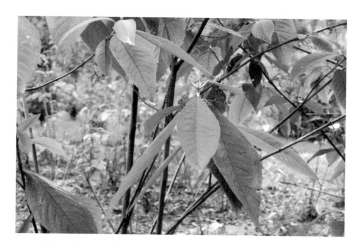

　　"这只是叶子的作用，它的根其实也可入药，但善治的就是风湿骨痛、跌打损痛之症了。所以，叶子与根是两种不同的药材呢。"朱有德补充着，怕小神农先入为主。

　　"师傅，还是用叶子比较好，毕竟人以气血为养，血症才是危及生命的大敌。"小神农已经先入为主了，朱有德只能苦笑起来。

大叶紫珠

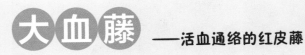

大血藤 ——活血通络的红皮藤

就在朱有德一边苦笑一边寻找药材的时候，小神农却看到了下层药盒中放着的很多外表棕色的圆柱形药材，这明显是植物的根茎部分。他仔细看看，那茎略有弯曲，表面粗糙，带有浅的纵纹和明显的横裂纹，有的栓皮已经开裂，有的却带有膨大的节。在栓皮脱落的地方，可见里面淡红棕色的内皮部。茎的断面比较平，木质是黄白色的，有棕红色的髓射线。小神农对这些倒不好奇，只是那气味非常香，香中还带有淡淡的涩味。

"师傅，这是什么药呀？怎么味道这么奇特？"小神农好奇

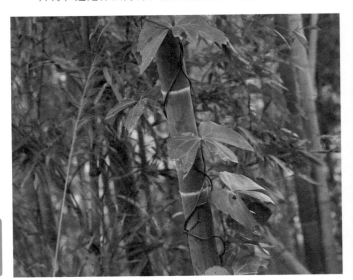

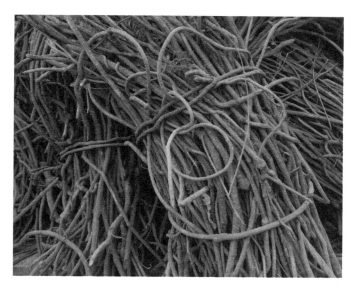

地问。

朱有德回身看了看，想了想说："我记得之前和你讲过的。这叫大血藤，又被称为红皮藤。它性平，味苦，不但清热解毒，更能活血通络，可用来治疗赤痢、血淋、月事不调、疳积、虫痛、跌打损伤等症。"

"好像没有说过呢。我记得讲过黄鳝藤，没有讲过大血藤呀。"小神农真的想不起来了。

不过，朱有德并不着急，毕竟药材那么多，小神农不可能听一遍就牢牢记住。所以，他开始再为小神农讲这味大血藤：

大血藤

　　"这是一种落叶木质藤本植物，多长在四川、湖北以及长江以南地区。它的藤可以长达10多米，藤径可粗9厘米，全株光滑，老枝带纵裂。当年生的枝是暗红色的，所以又叫红皮藤。"

　　"它的叶子什么样？会不会开花？"小神农急切地问。

　　"慢慢听我讲，不要着急。"朱有德坐下来，"它的叶子为3出复叶，也有单叶，叶片近棱状卵圆形，带有革质，为全缘。叶子上面深绿，下面则淡绿，如果晒干了，就会变成红褐色。它每年4～5月开花，总状花序，长6～12厘米，雌雄同序，也有异序的时候。雄花生于底部，比较小，1枚苞片，6枚萼片，是长圆形的，花瓣6枚，为圆形，带有蜜腺。雌花多数，生于上端，螺旋状生长，子房是瓶子状的，有线形花柱。花谢之后，就会结出球形的小浆果，初长绿色，成

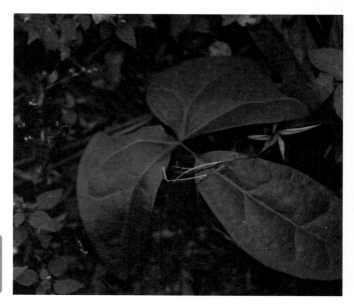

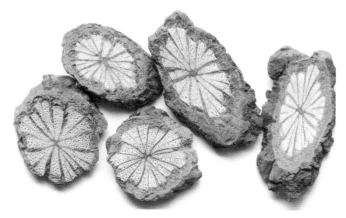

熟了就变成黑蓝色，里面生有卵球形的黑色种子。"

　　"浆果能吃吗？"小神农觉得浆果如果能吃，那就再完美不过了。

　　"这倒没听说过，等你有机会过去看时，自己尝一尝吧。"朱有德被小神农逗笑了，到底是孩子，说着药材，总能想到吃。小神农看师傅一脸的无可奈何，吐了吐舌头笑了起来。

大血藤

大蓟炭

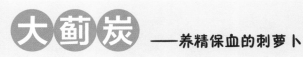

——养精保血的刺萝卜

朱有德其实不想一次为小神农讲太多药材，怕他记混，也怕他完全记不住。可是小神农好学，不忙的时候，就喜欢问这问那。现在，他似乎又被师傅那些盒子里的药给吸引了，完全不提上山的事，看了一种又一种。

就在朱有德想要带小神农出去走走的时候，小神农突然又发现了什么新药材，大声说："师傅，您怎么将炭放在药盒里呢？难道炭可以入药吗？"

朱有德看了一眼，不由笑了，那药为不规则的段状，表面黑褐色，断面棕黑色，与炭确实相似。

"你闻闻它什么味。"朱有德并不说是什么药。

小神农闻了一下，顿时为之一振："师傅，这好像和炭的味道不一样，有一股焦香味，这到底是什么呀？"

"哈哈，这是大蓟炭，听说过吗？就是大蓟的根炮制后的样

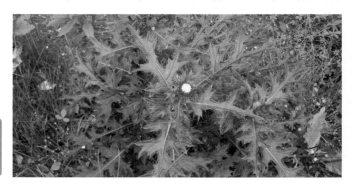

子。"朱有德笑起来。

"大蓟？这是什么药呢？我好像没听说过。"小神农拿着大蓟炭反复嗅闻。

"看过《三国演义》吧？其中有一段庞统出征的故事，当年他出征的时候，不幸被箭射中，血流如注。这时随军的将士便将路边的小草拔起来搓揉，敷在他的伤口上，很快，庞统的血就止住了。而这味小草就是大蓟，你现在看到的，就是它的根了。"朱有德给小神农讲起故事来。

"大蓟这么神奇呀，它长什么样呢？"小神农这下兴趣更浓了。

"大蓟是一种多年生的草本植物，高0.5～1米，根为簇生，是圆锥形的，肉质，表面棕褐色。它的茎直立生长，表面有细纵纹，基部有白丝毛。叶子基生，为倒披针形，有羽状深裂和锯齿，齿的边缘带有针刺，还生有白丝毛。这种草每年5～8月开花，花序总状，顶生，总苞钟状，有4～6层，花两性，为管状，花瓣颜色发紫。花谢之后，结长椭圆形的瘦果，颜色灰暗，带有羽状冠毛。"

"可是庞统用的是地上草茎，为什么大蓟炭要用根呢？"小神农又问。

"这是因为它的根性凉，味苦、涩，归于心、肝经，其止血、凉血、保血的功效更强。《别录》中就说大蓟'根，主养精保血'，而《本草疏经》中则记载'大蓟根，陶云有毒，误也。女子赤白沃，血热所致也，胎因热则不安，血热妄行，溢出上窍则吐衄。大蓟根最能凉血，血热解，则诸证自愈矣。其性凉而行能行，行而带补，补血凉血，则荣气和，荣气和故令肥健也'，所以，才要特别炮制它的根入药呀。"朱有德回答道。

"哦，原来是这样，古人可真有智慧呀。"小神农不由自主地点起头来，满脸肃然之色。朱有德看着他的样子，也不觉神情庄重起来。

瓦松

——可治一切痔疮出血的向天草

师徒俩已经在房间里看了一上午的药材，朱有德站起身来说："我们出去活动一下吧，一上午看得够多了。"

小神农听话地跟在师傅身后，从侧门来到后院中。师娘此时正在烧饭，厨房传来香喷喷的菜肴味道。朱有德深深吸一口气，满足地说："这样的日子真好啊。"

小神农傻笑着，也像师傅一样，活动自己的腿脚。可就在他抬头的时候，突然发现厨房的屋顶上不知何时长了几株粉绿色的草。

"师傅，屋顶长草了呢。"小神农指给师傅看。

"真的是。不过，这不像野草，它是不是线形的叶子呀？"朱有

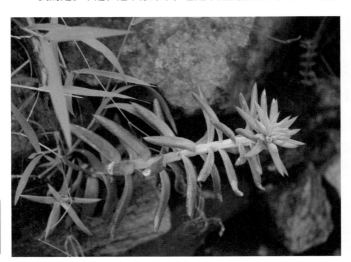

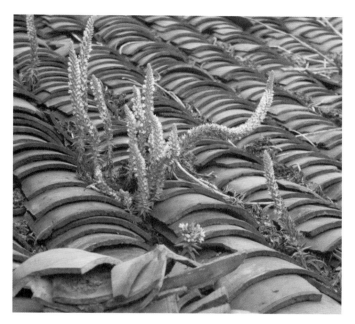

德问小神农。

　　"是的师傅，高约20厘米，茎还有些倾斜，是粉绿色的，它的叶子都是从基部生起的，绿色中带一点紫色，就像个莲花座。"小神农仔细地看，然后告诉师傅。

　　"看看它的叶子边有没有流苏状的软骨片，叶尖有没有尖刺。"朱有德这时感觉自己的视力真是不行了，只好让小神农代他观察。

　　"真的是呢。师傅，您怎么知道的呀？"小神农眼睛好，加之厨房的顶并不太高，所以他看得清清楚楚。

　　"这是瓦松，人们又称它为向天草，多生长在屋顶，或者墙头上，高10～40厘米。虽然它生命很短，却可以全株入药呢。"朱有德说。

　　"这也可以入药吗？它为什么生命很短呢？"小神农觉得好奇起来。

　　"瓦松的种子被吹到瓦槽里，等到一下雨，它便发芽生长起来。它长得很快，往往几天就可以长很高。这时，它就会很快开花，花朵为淡红色的，有5个萼片，5个花瓣，都是披针形。花朵谢了就会结出蓇葖果，里面就是它的种子，这时，瓦松也就要死去了。因此，在所有的植物中，它算是寿命很短的一种了。"朱有德讲解道。

　　"可这么普通的草能有什么功效呢？"小神农还是觉得它像普通

瓦松

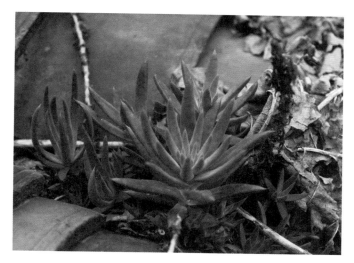

的野草。

　　"瓦松性凉，味苦、酸，入肝、肺二经，《唐本草》中说它'主口中干痛，水谷血痢，止血'，而《草药性》中则说它'治一切痔疮肿痛、出血'。后来，我的师傅还告诉我，瓦松行女子经络，因此它虽然长得不起眼，但却是止血、利湿、解毒的多效药材，善治痔疮出血、血痢、吐血、鼻衄、热淋、湿疹等症。"

　　"真的呀？这么小的一棵草，居然有这么大的功效！师傅，我上去采下来吧。"小神农现在急欲将瓦松采到手里看一下。

　　"等它枯了，用扫把一扫就掉下来了，不用……"

　　"你们师徒俩又在院子里做什么呢？该吃饭啦。"朱有德的话还没说完，他的妻子已经叫他们了。

　　小神农笑起来："吃饭喽！"说着，推着师傅朝厨房走去。

瓦松

地稔根

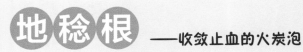

——收敛止血的火炭泡

　　饭桌上，师娘烧的红烧茄子又糯又香甜，小神农边大口地吃边说："师娘，这茄子烧得真好吃。"

　　"那就多吃点，咱自己种的，还有好多呢。"师娘慈爱地笑着。

　　"小神农，你不知道吧？茄子可以吃，它的根也可以入药呢。"朱有德三句离不开药材，不知不觉又提起药来。

　　"这个我知道，是不是叫地茄根？"小神农问。

　　"这可不对，地茄根本名地稔根，它与茄子是两种不同的药材，多生长在闽粤一带的。你怎么想到这味药呢？"朱有德连忙纠正小

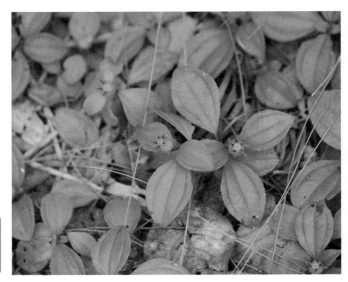

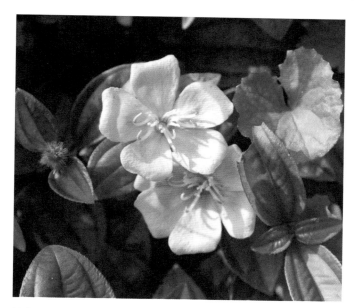

神农。

"原来是这样呀。我忘记什么时候在书中看到的了，说地茄根性平、味甘、微酸，可以活血、止血、收敛、通络，专门治疗腹痛、崩漏、痛经、黄疸等症呢。当时想问您的，但后来忘了。"小神农不好意思地笑起来。

"你呀，这地稔根与茄子不是同一种东西。它又被当地的人称为火炭泡，是一种匍匐生长的半灌木植物，为止血药中的一味呢。"朱有德笑着说。

"师傅，它既然不是茄子，那长成什么样呢？应该与茄子差不多吧？"小神农想不通，叫火炭泡也就算了，为什么还要叫地茄呢？

"它们也有些相似的地方。地稔多分枝，叶子对生，为卵形状，

地稔根

叶面边缘和叶背都有粗毛。它一般6～9月开花，花朵为两性，多1～3朵生于枝端。花萼是管状的，带有粗毛，萼片披针形，5枚花瓣，倒卵形，是紫红色的。等到花谢了，会结球形的浆果，成熟后也是紫黑色的，所以才被人们叫成地茄。"朱有德回答道。

"那它的根是什么样呢？"小神农看到过茄子根，所以要分辨一下两种根的不同。

"地稔的根为圆柱形，常带弯曲，还有分枝。它表面是灰白色的，比较光滑，偶尔带有细皱纹。不过，质地坚韧，不易折。其根中心有放射状的纹理，还有一个红棕色的小髓。"朱有德想了想，又说，"这种根闻一下，有微微的涩感。"

"果然相似度很高，还好被师傅纠正过来了，不然我会将这地稔

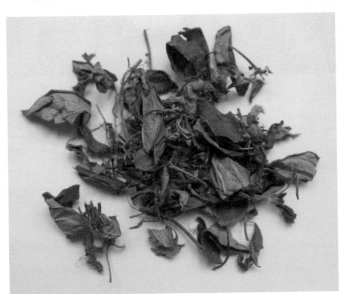

地稔根

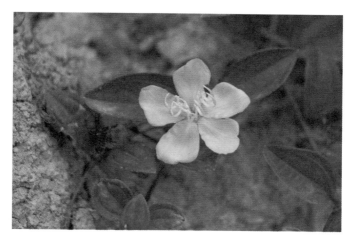

的根也当成茄子来看着呢。"小神农吐着舌头，笑了起来。

"你们师徒俩聊了一上午的药材还不够，吃饭了还在说药，真是的！"师娘在一边不满地说，"都快点专心吃饭，吃好了去休息一会儿。"

师徒俩立刻停止了对话，相视而笑。

地稔根

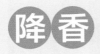

降香 ——专能行血破滞的紫藤香

吃过午饭，小神农美美地睡了个午觉，醒来时发现师傅早在药堂坐着了。朱有德的手边放着一块黄花梨木做成的方形镇纸，空闲的时候，他就会拿在手里抚摸，现在镇纸都已经变得光滑锃亮了。

"师傅，您这方镇纸可真好看。"小神农趴在桌边，把玩起那镇纸来，"味道也很好闻，有药香味。"

"这可是它原本就有的香味。对了，师傅和你说过吗？有一种叫降香的药材，和它味道相似呢。"朱有德说。

"降香？是沉香吗？"小神农问。

"降香与沉香不是同一种植物，它又被人们称为紫藤香，是一种可以长到10~15米高的乔木。"朱有德想到小神农肯定不认识这种药材，所以说到这里就不说了。没想到，小神农却追问个不停：

"降香长什么样呢？师傅，您快给我说说。"

"降香全株光滑，小枝苍白，可见密集的皮孔。它的叶子为奇数

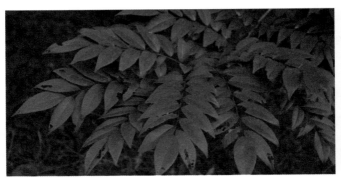

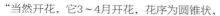

羽状复叶，近革质，形状如同卵形。"朱有德说得含混，其实他也没有亲眼看到过降香，只能这样大概描述一下它的样子。

"它不开花吗？是用茎入药的吗？"小神农却不肯罢休，有打破沙锅问到底的架势。

"当然开花，它3～4月开花，花序为圆锥状，苞片为阔卵形，花非常小，多数簇生。花萼是钟状的，花冠颜色淡黄，也有乳白色，旗瓣心形，翼瓣长圆形，龙骨瓣则为半月形，都带有爪。花谢后会结舌状荚果，果瓣有革质，带有网脉，里面有一颗种子，偶尔也会生2颗。"朱有德说。

"这种降香的功效是什么呀？"小神农弄清楚了形态，还想知道更多。

"降香性温，味辛，归肝、脾经，最能行气活血、止血止痛，一般外伤出血、跌打损伤、肝郁胁痛、腹痛胸痹等症都能用它。《本经逢原》中说'降真香色赤，入血分而下降，故内服能行血破滞，外涂可止血定痛。又虚损吐红，色瘀味不鲜者宜加用之，其功与花蕊石散不殊'。"说到功效，朱有德倒是描述得非常详细。

"师傅，我们店里有没有降香呀，我看一看。"小神农说着，就要到处找降香。

"现在可没有，等有机会，让你张大爷带点回来给你看吧。"朱有德就怕小神农要看，所以才不愿讲给他听的，这下又要听他抱怨了。

果然，小神农一听就皱起眉来："师傅，我们这边的药材太少了，还是南方多呀。"

朱有德只好摇着头叹息起来："看来，我还是得再带你出去转转呀。"

降香

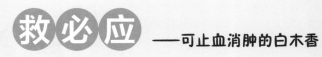

救必应

——可止血消肿的白木香

已经有两天没上山了，小神农一上山，便用力吸气，嘴里还嘟囔着："师傅，我觉得山上的空气与别处就是不一样，仔细闻能辨出很多味道来呢。"

"哈哈，你这是什么嗅觉呀，这么灵？"朱有德打趣地笑着。

"真的，不信您闻，树叶有的带有苦味，花又是香的，还有野果的甜味、泥土的潮湿味，各有不同呢。"小神农却很认真地说。

"好，这就是你的细心了，别人是闻不出来的。"朱有德很欣赏小神农这一点，在不同的地方，总能马上发现不同的美。

他们一边说着话一边朝山上走，小神农突然在路边看到一棵大约

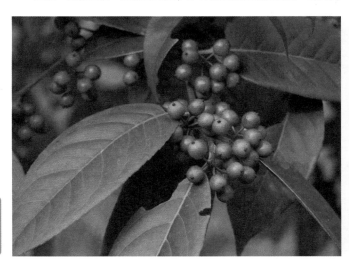

救
必
应

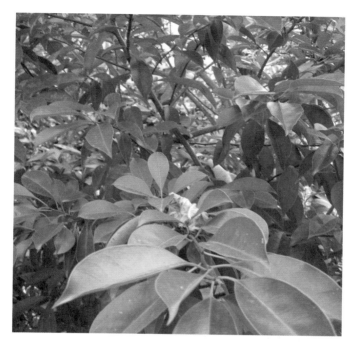

1米高的纤细植物。叶子互生，为卵圆形，长4～10厘米，宽2～4厘米，两端短尖、纸质、全缘，叶片还有光泽，侧脉明显。

"咦，师傅，我还以为这是含羞草呢，原来不是。这是什么植物呀？以前可没看到过。"小神农立刻停下脚步。

朱有德也认真看了看，说："原来是一棵铁冬青。这是南方才有的植物，所以你不认识。不过，它好像是今年刚长的，你看它还很弱小，枝也是细细的，成树可是能长到5～15米高呢。"

"呀，我们北方也能看到南方的植物了。"小神农一下就兴奋起来，围着树仔细观察了老半天，又问，"师傅，它会开花吗？这么小应该还不能开吧？"

"今年肯定开不了花了，它的花是5～6月开放的，现在时间已经过了，而且它还太小。不过，它的花挺好看的，是雌雄异株生长，花序为伞状，雄花序梗长一些，它们的萼片很短，花瓣4～5片，为绿白色的卵状矩圆形。花谢了，会长出球形的核果来，到成熟时，就变成红色的。"

"铁冬青有什么药用价值吗？"小神农知道，只要师傅认识的，多半和药有关。

"当然有药效。它又被称为白木香，取树皮或者根的皮入药，一般夏季采收。其性寒，味苦，可清热止血、止痛消肿，对于跌打损伤、发热、内热症、风湿病等都有疗效呢。"

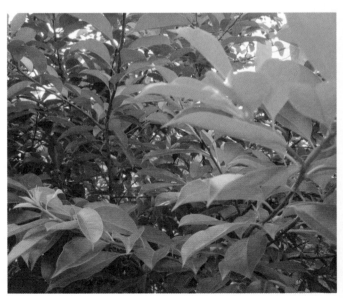

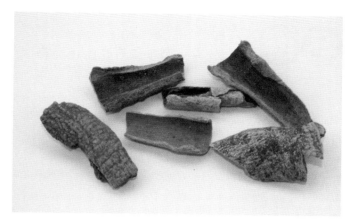

"师傅，我们不要采它，让它长成大树好不好？"小神农一听，马上就想要看看它长大后的样子了。

"恐怕不行，我们北方的冬天不适应它生长，到时候可能会冻死呢。"朱有德说着，又开始朝山上走了。

小神农失望极了，盯着那棵幼小的铁冬青看了好一会儿，才唉声叹气地继续向山上走去。

马缨丹

——可全年开花的止血药

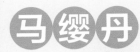

下山时，小神农照例为师娘寻找鲜花。只是，现在很多鲜花都凋落了。他一边走，一边嘟囔着说："师傅，如果有一年四季都开花的植物就好了，什么时候需要了就来摘，多方便啊。"

"当然有了。比如马缨丹，一年四季开花，而且颜色鲜艳，被人们称为大花球。可惜，它不生长在北方，只在南方才有。"朱有德笑起来。

"又是南方才有的呀，真可惜。不过，这马缨丹长什么样子？感觉真神奇呀。"小神农又是惊奇又是遗憾说。

"马缨丹是一种蔓生性的植物，高1～2米，有时会更高。它的茎枝是四方形的，上面有短毛，还有短的倒钩刺，所以想要摘花可

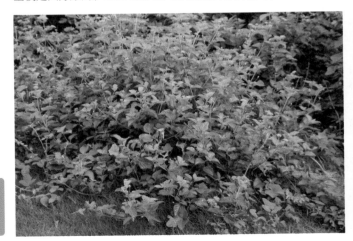

马缨丹

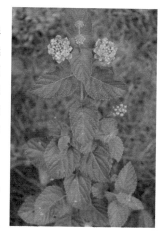

得小心被扎。"朱有德笑着说，"它的叶子是单叶对生的，为卵形状，边缘有钝齿，表面很粗糙。揉烂之后，可以闻到一股很浓郁的刺激气味。它全年开花，花序梗粗壮，苞片披针形，外面有粗毛，花萼是管状的，带有膜质，花冠则为黄色或者橙黄色，但花朵开放后，会慢慢变成深红色。等到花一谢，就会结出球形果实，成熟了是紫黑色的。"

"这个花可真有意思呀，不但全年开花，还会结果实。全年花不断地开，它的果实也就不断地长了，多好玩啊。"小神农听得眉开眼笑。

"你不知道吧？它还有更神奇的地方呢。"朱有德卖起关子来。

"是什么呀？师傅，您快讲给我听听。"小神农可急坏了。

"那就是它的枝、叶、果如果不成熟，就会带有毒性，但成熟后就可以取来入药。它的叶子、枝能治各种疥癞毒疮，还能治跌打损伤。它的花则可以止血清凉、解毒。所以，它算是一种止血、活血的药材呢。"朱有德说。

"原来是这样啊，这个马缨丹我们店里有没有呢？"小神农真想看看它的样子。

"我们店里只有一些花了，回去之后，就让你仔细看看。"朱有德说着，准备下山了。

小神农也顾不得摘鲜花了，一路小跑着跟在师傅身后，他想要快点回家看看马缨丹的样子。

马缨丹

卫矛

——可破血通经的六月凌

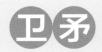

最近这段时间，朱有德似乎热衷起种植来。他在后园中种了两大排带有革质叶子的小树苗，它们的枝有些四棱形，带2～4排阔翅，叶子对生，如同倒卵形，两头尖，边缘还有尖齿。

小神农知道这是卫矛，可是他觉得它们一点都不好看，只是一些叶子，也不开花，师傅却还天天为它浇水、施肥的。

"师傅，这些卫矛有什么好的？您非要种它们，我们还不如种点花呢。"

"卫矛也开花呀，只是现在还太小。等到长大一些，它就会在4～6月开出黄绿色的小花，是3朵集成一簇的样子，花不大。花谢之后，还会结棕紫色的蒴果，成熟后，分裂成4片，里面有褐色的种

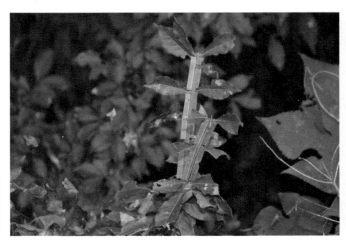

卫矛

子。到了春天和秋天，卫矛的叶子会变色，成为紫红色，本身就是一种花朵的样子呀。"朱有德笑着说。

"那我也不喜欢，果树可以结果实，花朵可以装饰，都比这小树苗要好得多。"小神农噘着嘴。

"谁说的？我的小树苗还能入药，给人治病呢，怎么不好了？"朱有德像个孩子一样，与小神农斤斤计较起来。

"入药？有卫矛这味药吗？"小神农问。

"当然有，我们药堂最左边最下方的那个药盒里，那些表面粗糙、颜色灰棕，具有纵纹和皮孔，略向外卷的药材，不就是它的皮吗？它的枝条也是药呀，断面平整、颜色暗红、带有可见横向槽纹的，都是卫矛呀，你难道都没注意到？"朱有德故作惊讶地反问。

"我真的没注意到。师傅，这卫矛有什么功效呀？"小神农感觉自己真傻，师傅怎么可能白种植物呢，肯定是有药用的呀。

"它的功效大着呢，卫矛性寒，味苦、辛，入肝经，《药性论》说它'破陈血、落胎，主中恶腰腹痛'。而《本草纲目》说它'破血通经，解毒消肿，杀虫，主癥瘕结块、心腹疼痛、闭经、痛经、崩中漏下、产后瘀滞腹痛、恶露不下、疝气、历节痹痛、疮肿、跌打伤痛、虫积腹痛'。你说它好不好呢？"朱有德一口气说了很多，然后认真地看着小神农。

"我都不敢相信，这样一棵小树苗，竟然这么厉害。师傅，我帮您浇水吧，我决定以后每天帮您照顾它们。"说着，小神农已经舀起一瓢水，开始给卫矛浇水了。

卫矛

苏木

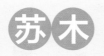

——善主补心·散瘀的中药

　　小神农最近在看药材炮制的书籍。他发现，不同的药，炮制方法也不同。其中有一味叫苏木的中药，虽然以茎枝入药，但要在采伐之后，去掉外层的白色边材，进行干燥才行。这是一项浩大的工程，所得药材多为长圆柱或者对剖半圆柱形，表面具有刀削痕迹，通体黄红色，断面光泽。

　　小神农对这种炮制过程很感兴趣，觉得就像用木棒削弹弓一样，所以对朱有德说："师傅，我们也去采伐点苏木回来吧，我来炮制就行。"

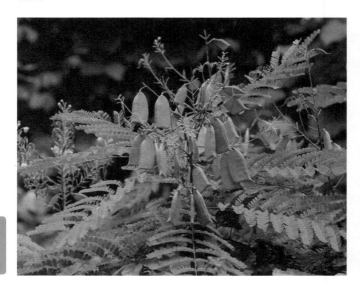

苏木

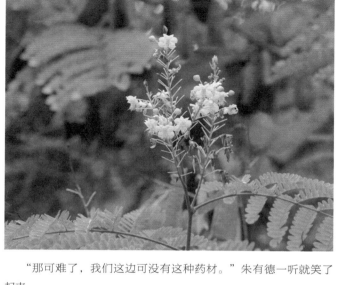

"那可难了，我们这边可没有这种药材。"朱有德一听就笑了起来。

"又没有啊？真可惜。它长成什么样子呀？"小神农顿时失望起来。

"苏木是一种常绿小乔木，可以长成高5～10米的大树，它的树干上有小刺，小枝上则有突出的皮孔。叶子为2回双数羽状复叶，可长30厘米左右，为羽状对生，长圆形。叶缘无齿，基部微陷。"朱有德边回忆边说。

"怪不得要削去外皮呢，原来是怕刺呀。"小神农似有所悟，马上又接着问，"那它应该也会开花结果实吧？"

"当然会，一般植物都有这个过程的。苏木在5～6月开花，花序圆锥状，几乎与叶子一样长，顶生，多花簇开。花萼基部结合，上分

5裂，花瓣5枚，其中4瓣是圆的，最下面一瓣较小，都为黄色。花谢之后，会结长圆形的荚果，偏斜生长，扁平但有革质，顶端有尖喙，成熟之后变成暗红色，里面含4～5粒种子。"朱有德讲解道。

"我觉得如果用果实入药更方便一些。不过，苏木的功效是什么呢？"小神农好奇起来。

"苏木的功效可大呢，它性平，味甘、咸，归心、肝、脾经。《医林纂要》中说它'补心散瘀，除血分妄作之热'；而《海药本草》则记载'主虚劳血癖气壅滞，产后恶露不安，腹中搅痛，及经络不通，男女中风，口噤不语'。所以，苏木多用来治疗女性经闭、痛经、产后瘀阻，以及胸腹刺痛、外伤肿痛等症。"朱有德一五一十地讲给小神农听。

"这我就知道了，苏木是一味女性多用药，对血瘀作用最强，可活血行气，通畅经络。是不是，师傅？"小神农马上又总结出了自己

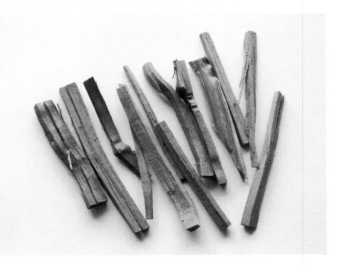

苏木

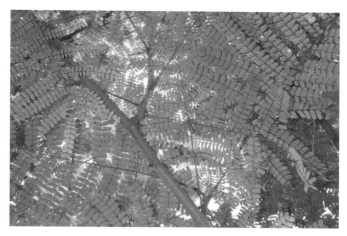

的看法。

　　"可以这样说，不过我们北方用得较少。"朱有德说。

　　"这么好的药，为什么用得不多呢？"小神农纳闷起来。

　　"因为我们有和它一样好的药使用呀，毕竟药材往来会增加费用。走吧，我今天就带你去找一味又便宜又常见的活血药。"朱有德笑着说，背起药筐出门了。

苏木

蒺藜 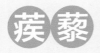——宣通快便的补阴之药

　　师徒俩出了门，朱有德在前带路，一直走到西山坡。但他并没有上山，而是沿山坡转起来。小神农在后面着急地叫着："师傅，怎么还不上山呢？"

　　"因为我们今天要找的药材不在山上，就在山坡下。"朱有德一边说一边继续往前走。

　　这下小神农更急了，师傅到底要找什么呢？他忍不住问："师傅，您要找的药我认识吗？"

　　"不但认识，而且肯定还不怎么喜欢。"朱有德笑起来。

　　"还不喜欢？是不是臭茅草呀？我最不喜欢那个味道了。"小神

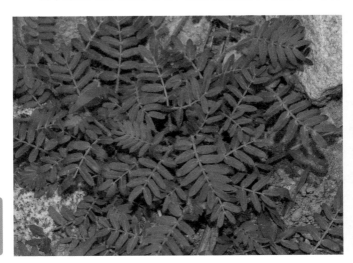

蒺藜

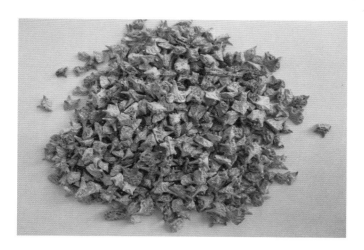

农回应着。

"不对，你可吃过它的苦头呢。"朱有德故弄玄虚地说。

小神农想了老半天，就是想不出是什么药材，就追着朱有德问。可因为走得太急，鞋带被踩开了，一抬脚鞋子就掉了，脚踩在地边的草里。小神农"哎哟"一声，坐在坡边，抱着脚叫起来："扎死我了，师傅，这里都是蒺藜。"

朱有德一听却笑了，说："这就是我们要找的药材了。"

"什么？您说的是蒺藜？"小神农目瞪口呆，这个小东西不但会扎人，连羊都不爱吃，能有什么用啊。

"对，我说的就是蒺藜。"朱有德却非常肯定。

"它怎么会是活血的药物呢？"小神农问。

"你先仔细看一下它的特征，然后我再告诉你。"朱有德笑着，捡了块干净的地方坐下来。

"这还用看嘛，蒺藜全身都有小白毛，茎匍匐生长，可长30～60

厘米，表面还有纵纹。它的叶子是多数羽状复叶，对生，叶片卵形，带有短柄，叶下有很密的柔毛。它开的花是黄色的，很小，每年5～7月开花，5片萼片，5枚花瓣，结出的种子就是这讨厌的蒺藜了。"小神农简单快速地说。

"你还没说蒺藜长成什么样呢，这可是今天的主角。"朱有德见小神农有些不屑，故意这样说。

"蒺藜就是角五形的，由5个瓣组成，呈放射状排列，每个分瓣就像一把小斧子，背面隆起，中间有纵棱和小疙瘩状的短刺，在上部两侧还有一个硬刺。它颜色黄白，每个果瓣里有2～3枚种子，种子是扁圆形的，带有油性。这怎么会是主角呢，师傅？难道我们要采这些扎人的蒺藜？"小神农意识到师傅的用意，马上问道。

"对呀，我们就是要采它，以它的子入药。因为它性微温，味苦、辛，归于肝经。《本草汇言》里说过'蒺藜，去风下气，行水化

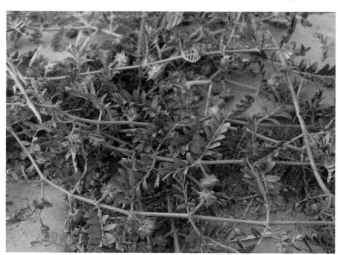

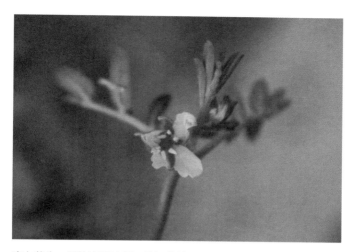

症之药也，其性宣通快便，能运能消，行肝脾滞气，多服久服，有去滞之功'；而《本草正义》又说'蒺藜凉血养血，亦善补阴'。所以，它就成了本地最常见又好用的活血祛风、平肝解郁药材，用来治疗瘀滞、气逆、胀痛、目赤翳障、头痛眩晕等症都非常有效呢。"朱有德说着，已经开始采摘蒺藜了。

　　"真没想到，它除了会扎人还能治病，我现在不讨厌它了。"小神农咧起嘴角，也笑着采摘起那些让他吃过苦头的蒺藜来。

紫荆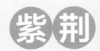
——破宿血、下五淋的和美之花

小神农与师傅采了半筐蒺藜，自己看一眼都觉得好笑，坏坏地说："师傅，这些蒺藜要是倒在路上，不知多少人要吃苦头了。"

"你这小鬼头，可不许拿它作弄人。"朱有德正色叮嘱道。

他们俩继续往坡前走，希望可以再找到一片蒺藜丛。没想到转过突出的山坡之后，在洼陷处却发现了几丛高大的灌木，茎皮灰白，丛生，又细又长，有的约2米多高。叶子纸质，多呈三角状，叶柄带有紫色，叶缘有透明的膜质。最有意思的是，在这些茎枝上，已经生出了很多狭长的荚果，是绿色的，前端尖，带有细喙，两侧还有对称的缝线，每个荚果都有2~6颗阔长圆形的黑褐色种子，光光亮亮的。

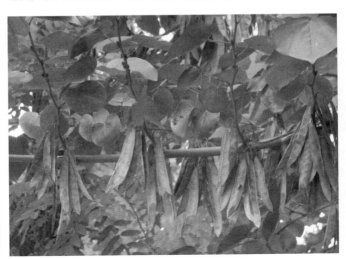

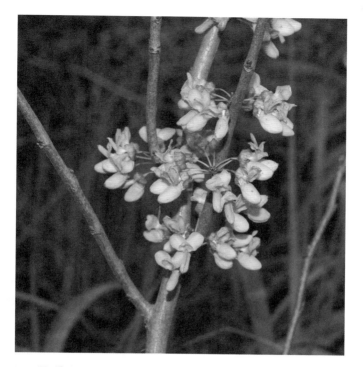

　　"师傅，这些是什么植物呢？感觉和荆条差不多，就是结的种子不一样。"小神农觉得，这些长茎条就像编药筐的荆条一样。

　　"我来看看。"朱有德走上前去，仔细看了看，忽然笑起来，"居然是紫荆呀，没想到在这里还长有这样的植物。"

　　"师傅，紫荆是什么植物呀？很稀有吗？"小神农好奇地问。

　　"在南方不稀奇，但在我们这边就稀有了。它喜欢温暖的环境，北方少有。不过，它开出的花可漂亮呢。"朱有德欣赏地看着那些紫荆。

紫荆

"它什么时候开花呀？现在都已经结种子了。"小神农面带遗憾地说。

"它开花早，每年3～4月先于叶子开放，通常是2～10朵成束地簇生在老枝上，越是主干花束越多。花蕾为圆骨朵状，又光又亮，到后期开放时，则会长出短柔毛，可见6～7颗胚珠。花的颜色多为紫红或者粉红色，花梗很短，花朵的龙骨瓣基部有深紫色的斑纹。因为它的花朵成簇开放，被人们视为团圆、和美的象征呢。"

"这么看它的花倒是真的很好看，可惜我们来得太晚了。"小神农叹息起来。

"不晚，紫荆整株都可入药，是上好的活血药材，最能破宿血、下五淋呢。"朱有德笑着说，"它的皮性平，味苦，活血通经、消肿解毒；它的木部则可活血通淋；花朵与果实也是凉血祛风、解毒的药材。所以，用紫荆入药，能治产后血气痛、经闭、经水凝涩、淋证、

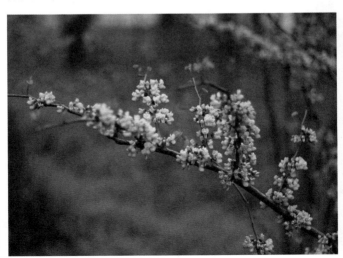

紫
荆

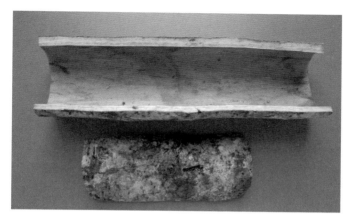

跌打损伤、风湿骨痛、咳嗽、瘀血腹痛等。"

"师傅，我们真是太幸运了，本为了找蒺藜这味活血药，现在却遇到了另一种活血药，也算是无心插柳柳成荫了。"小神农摇头晃脑地说着，活像个老学究的样子，把朱有德逗得哈哈大笑。

繁缕

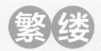

——去瘀滞、下乳汁的鹅肠菜

时间进入初秋，山上的草木已经进入自己生长的最鼎盛时期，开花的、结果的、长叶的……小神农每天都恨不得住在山上。

今天早上一上山，他就看到了一种身上还带有小露珠的植物，其茎俯仰，基部多分枝，叶子是宽卵形的，前端急尖，基部心形，带有短叶柄，于绿色中还夹带一些淡紫的颜色。在它的茎上，长着卵形的蒴果，有的前端已经开裂，里面可见多数红褐色的圆形种子。种子半球形，表面有凸起的瘤状物，脊部非常明显。

"师傅，这种小草真有意思，细细长长的，加上小露珠格外淡雅。"小神农心情似乎格外好，颇有兴致地欣赏起地上的小草来。

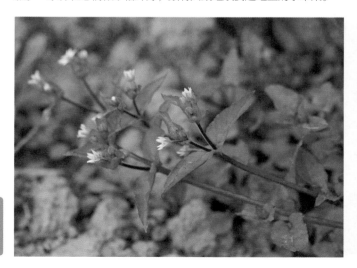

"它有个好听的名字，叫做繁缕，这个名字大概来自它的花朵。繁缕在每年的6～7月开花，花序聚伞状，顶生，花梗很细，5枚萼片，为披针形，边缘有膜质，外层有短腺毛，而它的花瓣是白的，长椭圆形，但在边缘裂成线形，它的花柱也是线形，就像一缕一缕的线一样。不过，我们这边人不

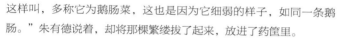

这样叫，多称它为鹅肠菜，这也是因为它细弱的样子，如同一条鹅肠。"朱有德说着，却将那棵繁缕拔了起来，放进了药筐里。

"师傅，您拔它们做什么？难道可以入药吗？"小神农马上问道。

"是呀，繁缕性凉，味甘、苦、酸，全草可入药。《药性论》中说'主治产后血块'，《本草拾遗》中也说'主破血，产妇者食之，及下乳汁；产后腹中有块痛，以酒炒，绞取汁温服；又取暴干为末，醋煮为丸，空腹服三十丸，下恶血'。所以，这个'小鹅肠'虽然不怎么不起眼，但却最能祛瘀滞、下乳汁，治疗各种肠痈、乳痈，以及痢疾、痔疮、出血、跌打伤痛、乳汁不下、瘀滞腹痛等症。"

"师傅，您看这大山多神奇，就这么几棵不起眼的草，居然就是治病救命的好药，我们以后可要多上来走走才行。"小神农跟在师傅身后，不断给师傅吹着"耳旁风"。

朱有德当然知道他是什么意思，说："知道了，这不是天天带你上山了吗？你还不快找有用的药材去。"

小神农一见自己的话有了效果，马上得意地笑起来。接着，他便一转身超过师傅，朝着山坡上方走去。

繁缕

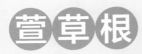 萱草根
——滋阴补神气的黄花菜

在半山坡上,小神农发现了很多萱草,也就是被人们称为忘忧草的黄花菜,虽然长得不大,但却也已经开花了。

"师傅,快来看呀,您还说我们这边不长忘忧草呢,这不是有很多吗?"小神农着急地叫起来。

朱有德走过去看了看,确实是野生的黄花菜,大概因为气候不适,长要格外小,与书中所描述的60～100厘米有很大差距。

"可惜了,这些萱草没长好,不然倒是可以采一些回去吃呢。"朱有德摘了一朵欲开未开的黄花说。

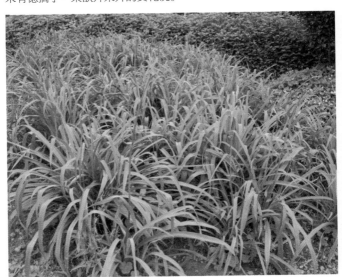

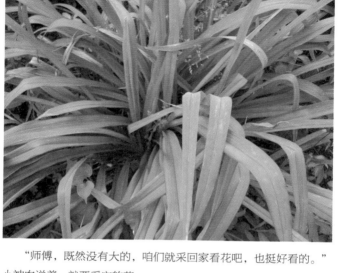

　　"师傅，既然没有大的，咱们就采回家看花吧，也挺好看的。"小神农说着，就要采它的花。

　　"先等一下。平时没少和你说萱草，我们也没少吃黄花菜，你现在应该好好看看它的形态特征呀。"朱有德倒是觉着，这是个很好的全面认知萱草的机会。

　　"我已经很了解了呀，师傅。"小神农挠着头，一脸不满地说："它不就是多年生的草本植物吗？叶子基生，呈线形，前端尖，基部抱茎，叶子全缘，主脉明显。它在夏天开花，花序两歧，苞片是卵状三角形，花朵橙红色，或者橘红色，下部为管状，上部呈钟状，分6裂生长，如同一个喇叭。花谢了之后，就会结出长圆形的蒴果，带有钝棱，里面有黑色光亮的小种子，对不对呀？"

　　"是没错，可这样看一看总是更了解一些。另外，你怎么没说它

萱草根

的根呢？"朱有德问。

"我们平时都是吃花的，入药的也是花草茎，根又没什么用，为什么要说呀？"小神农噘起嘴来，觉得师傅有些小题大做。

"这可就错了。萱草的根入药别有作用，凉血活血功效极高，《草药性》中说它'滋阴补神气，通女子血气，消肿，治小儿咳嗽'，《滇南本草》则说'治乳结红肿硬痛、乳汁不通、乳痈、乳岩，攻痈疮。滇中产者，其性补阴血，止腰疼，治崩漏，止大肠下血'。因此，一般治疗小便不利、尿血、月事不调、崩漏等症都会用萱草根而不是花茎，你居然说它没什么用？"朱有德一脸郑重地反问。

"这……师傅，我以前不知道，现在明白了，我马上就挖出来看看。"小神农说着，轻手轻脚地挖起萱草根来。

很快，一条完整的根茎出现在眼前，只见它长约10厘米，中下

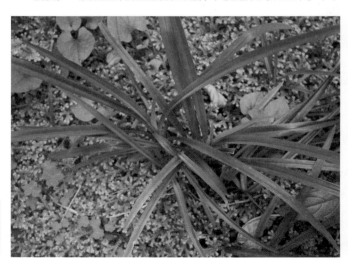

萱草根

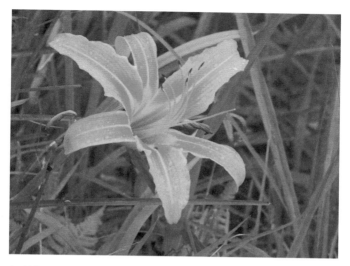

部膨大，如同纺锤状，表面灰黄，多有扭皱，而且质地松软，略有韧性，不易折断。

　　"师傅，我现在知道黄花菜的根是什么样了，而且它还有香甜味，比花好闻。"小神农一脸兴奋地说。朱有德看着他认真的样子，微微笑了一下，起身又继续向山上去了。

萱草根

紫萼

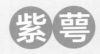

——最善调气和血的紫玉簪

行走在山上，时刻都有可能遇到惊喜。朱有德多年上山采药，早已经习惯了这种意外的惊喜。不过，小神农可不一样，他上山少，而且年纪也小，对什么事都很容易大惊小怪。

在山坡上转完一圈，他们原路返回，小神农突然大叫起来：

"师傅，您快来看呀，这是紫萼吗？看着好像啊。"

朱有德倒是挺欣慰，这个小徒弟看到植物后，已经知道辨别并试着认知了。他走过去，发现几丛叶子基生，叶柄长10～20厘米，带有槽状的植物。这叶片非常亮，但背面却稍淡一些，整片叶子呈卵形，它的中脉在背面凸出，侧脉明显，形成弧形。

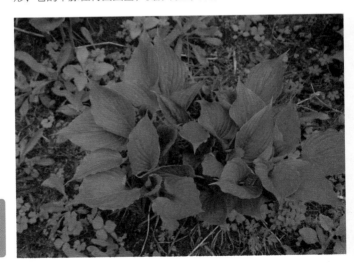

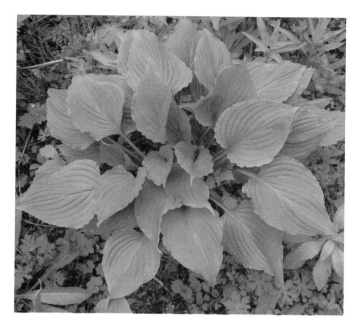

　　"不错，这就是紫萼，人们又称它为紫玉簪。"朱有德看到这些紫萼的花已经谢了，在花葶上长出了黄绿色的蒴果，是三棱形的圆柱状，前端有一个短喙。他很清楚，当蒴果成熟以后，就会从顶部开裂，里面可以看到黑色的扁长圆形的种子。

　　"师傅，为什么要叫它紫玉簪呢？是为了形容它好看吗？"小神农对这个名字有些不解。

　　"这也好理解，它的花开出来，就像妇女束发的簪子，又紫色的，所以才被赋予这样一个名字。"朱有德准备将这些紫萼带回家去。

　　"像簪子？那要开成什么样呀，师傅，您给我讲讲吧。"小神农真是好奇，不断地摇着朱有德的胳膊问。

"紫萼6～7月开花，花葶于叶中直立生长，可高达1米，通体绿色，为圆柱形。在它的中下部会生淡绿色的苞片，基部抱茎。花朵10～17朵聚在一起排成长度约为30厘米的总状花序。花梗为青紫色，苞片也是青紫色，带有膜质。花被下部为筒状，向上慢慢扩张成钟形，于前端裂成6片。你想一想，这样子像不像你师娘别在头发上的花簪呢？"朱有德一边说，一边开始采摘紫萼了。

"果然很像啊，怪不得人们给它取这样一个名字呢。"小神农咬着手指，歪头想象着，一回头，看师傅已经采摘起紫萼来了，连忙又问："师傅，这些紫萼是不是解毒止痛的药？我记得在书中看到过。"

"对，它不但解毒止痛，而且还能调气、和血、补虚，一般妇女虚弱、红白崩带、跌打损伤、胃痛等都可治疗。而且，它的根也可以

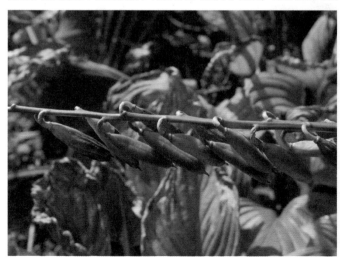

紫萼

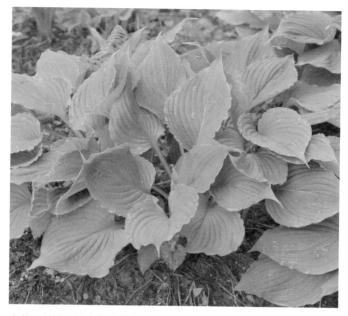

入药，其清热散瘀的功效也很强，对中耳炎、疮痛肿毒、咽喉肿痛、赤目红肿等症很有效呢。"

"这紫萼长得又好看，功效又多，真是不错的药材呀。"小神农说着，也帮师傅采起紫萼来。

紫
萼

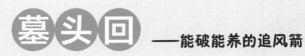

墓头回

——能破能养的追风箭

这几天，小神农每天一大早就要求上山，到天将黑才归。朱有德虽然晚上可以休息得很好，但白天可就难过了。

走到临近中午时，他决定在树阴下歇一会儿，于是找了块平坦的地方坐了下来："小神农，吃点东西吧，师傅累了。"

"好的。"小神农马上将带的馒头给师傅拿出来，递给他一份，自己也狼吞虎咽地吃起来。

朱有德则细嚼慢咽，一边吃着，一边看四周的环境。这时，一种开着黄色花朵的植物吸引了他的注意力：

"这里还有墓头回呀，长得很不错呢。"

"什么是墓头回呀，师傅？"小神农第一次听这个名字，马上开始追问。

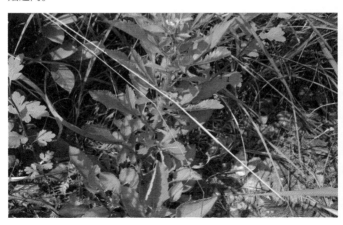

"看，就是树那边开着黄色小花的草。"朱有德说。

小神农手里拿着馒头，一边吃一边走过去，仔细观察这株没听说过的植物。只见它高约1米，茎是圆柱形的，茎上有明显的节，叶子对生，茎基部的叶子大，为阔卵形，长13～20厘米的样子，边缘有钝齿，为羽状全裂。它的花序是圆锥状聚伞形，花序轴上生有白毛。苞片淡绿色，花虽然很小，但是两性，花冠呈钟状，5个花瓣。

"师傅，它为什么要叫墓头回呀？它看着就像菜花。"小神农对这个名字不理解。

"它的名字可多呢，比如臭脚跟，追风箭。至于为什么这样叫我可就不知道了。"朱有德笑着，边吃饭边说。

"咦，臭脚跟就算了，还是追风箭更好听一些。只是，这些草有什么用吗？"小神农又问。

"当然有用了，它性温，味辛，入心、肝经，能活血止血、敛肝燥湿，通经能力极强，治疗血瘀之症最拿手。不过，用的时候应该注意，量多与量少，效果完全不同。《本草衍义补遗》中说它'多用破血，少用则养血'，所以，它是能破能养的血症专用药。"

"哇，确实很厉害。师傅，我吃完饭，马上就把这些追风箭拔下来，留着以后用。"小神农又快速吃起馒头来。

"嗯，不过我还要告诉你，墓头回是败酱属的一种植物。它可不只是这一种，我们看的多被人们称为异叶败酱，还有一种叫糙叶败酱，比异叶败酱要矮很多，最高超不过半米，但叶子和花是差不多的，只是它的叶缘和叶面都被毛。"朱有德仔细讲给小神农听。

"哦，我知道了师傅，我现在就去拔墓头回啦。"小神农迅速把手里的馒头吃完，站起身来，投入到了拔墓头回的工作中去。

败酱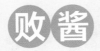

——排脓破血的将军草

朱有德看小神农只顾着拔墓头回，总怕他记不住自己说的话，把所学的药材弄混了。所以，等小神农回来之后，便说："小神农，师傅给你讲过败酱吧？"

"讲过了呀，怎么了师傅？"小神农想了想，不知师傅什么意思。

"那你给我说说败酱的特征吧，我看你还记不记得。"其实，朱有德就是为了让他更好地分辨败酱与墓头回的不同。

"这还不简单，"小神农轻松地说，"败酱是一种多年生草本植物，根茎横卧生长，节处有须根，茎为黄绿色，基部有白毛，上部多弯曲。它的叶子丛生，为卵形，边缘有粗齿，叶面暗绿色，叶背淡绿色，两面都有伏毛。败酱7～9月开花，花序为聚伞状，具5～7级

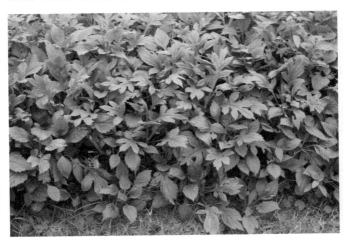

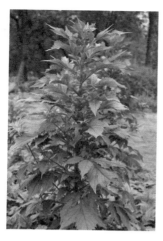

分枝，总苞线形。花冠黄色，近钟形，基部有白毛。花谢后结长圆形瘦果，有三棱，中央稍隆起，内含一粒种子，是扁平椭圆形的。"小神农说得非常流利，说完之后看着师傅，就像等待夸奖一样。

朱有德点点头："看来还没有记混，你还记得败酱的功效吗？"

"败酱性平，味苦，入肝、胃、大肠经。《本草正义》中说'此草陈腐气，故以败酱得名，能清热泄结、利水消肿、破瘀排脓'。《药性论》中则说它'治毒风顽痹，主破多年瘀血，能化脓为水'。因此，它是破血排脓的药物，和墓头回有相似功效，但也有不同之处。"小神农说得头头是道。

"不错，你还要记住，《本草纲目》认为，此药是古方妇人科皆用药，所以女性血症多以败酱入药。"朱有德很满意，没想到这个每天风风火火的小徒弟这么用心，看来是自己多虑了。

"师傅，我记住了。我们都休息了好半天了，快去别处找药材吧。"小神农看师傅心情不错，马上提议说。

"我记得这边坡后有一片不错的药材，今天不如就去看看是不是可以采了。"朱有德笑着站起来就走。

"师傅，您还有自己的私家药地呀，您快告诉我是什么药材。"小神农追着师傅，朝坡后跑去。

败酱

珍珠菜

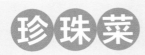

——行血调经的狼尾花

　　师徒俩走了大约一刻钟的时间，翻过那个高坡，出现在小神农眼前的就是一片相对平坦的地面。虽然地面有零散的石头，可是石头边却长着很多长有黄褐色卷曲柔毛的野菜。野菜的茎有高有低，在40～100厘米之间，茎直立生长，是圆柱形的，基部带有红色，但并不分枝。它的叶子是互生的，长椭圆形，叶缘呈羽状分裂，前端尖，基部渐狭，叶子两面都有黑色的腺点。

　　"师傅，这就是您说的好药吗？"小神农觉得，这些叶子上腺点太多了，真影响美观。

　　"是呀，这就我说的好药，它叫珍珠菜。你看这些黑色腺点，像

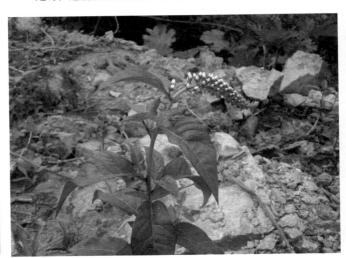

珍珠菜

不像一颗颗的珍珠啊？不过，也有人叫它狼尾花，因为它的花序长起来就如同一条狼尾巴。"朱有德笑着，显然对这些野菜似的植物很满意。

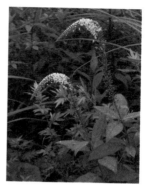

"还是'黑珍珠'呀，我可不喜欢它。"小神农嘟起嘴，随手拨弄着野菜的叶子，突然想起什么似的，问："师傅，哪里有您说的狼尾巴一样的花序呀？它不会是隐性开花，以这黑孢子传播生长的吧？"

"当然不是，这只是腺点，不是孢子。它每年4～5月开花，现在早谢了。它的花序为总状顶生，约6厘米长，花朵密集，总是转向一侧，然后逐渐伸长。它的花萼长3毫米，基部分裂成椭圆形，前端还带有膜质及腺状缘毛，它的花冠是白色的，长于花萼。花朵是逐级开放的，等到花谢结果时，整个花序可长达20～40厘米呢，所以才说它像一条狼尾巴。"朱有德详细地给小神农讲解珍珠菜。

"既然是好药，那它的功效是什么呢？"小神农不知道这珍珠菜有什么功效，既然师傅说是好药，那应该很不错吧。

"珍珠菜性平，味辛、涩，全草都可入药，不仅活血调经，还能利水消肿，对女性月事不调、白带问题都有效果，小儿疳积、水肿、痢疾、跌打损伤、口鼻出血也一样药到病除。这么多效而且高产的药，你说好不好啊？"朱有德看着小神农问。

"确实是高产，这么一大片我们都要割回家吗？"小神农看那么多珍珠草，倒有些发愁了。

"哈哈，害怕了吧？少割点就好，不然师傅也没力气背回去。"朱有德笑着，捡成熟的珍珠菜割起来。

大田基黄 —— 活血解毒的红梗草

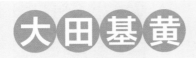

这一天，当朱有德与小神农背着满筐的药材来到山下时，再次被山脚下小沟里的一片红梗草给吸引了。朱有德立刻放下药筐，惊讶地说："这里真是个好地方，确实适合它生长呀。"

"师傅，您说什么呀？是这些红梗草吗？"小神农的小脸已经红扑扑的了，额头上都是汗，听师傅这样说，还是忍不住好奇。

"对，这些红梗草就是大田基黄。它性平，味苦、涩，活血解毒、调经利湿的功效显著，对于咯血、痛经、闭经、血淋、崩漏、跌打损伤、痢疾、疳积、风湿等症都有治疗作用。"朱有德说着，拔起一棵递给小神农，让他细看。

小神农拿在手中一看，这种红梗草长30～70厘米的样子，根茎

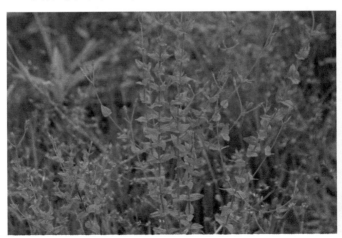

大田基黄

细长，颜色棕红，有匍匐的分枝。它的茎是直立生长的，在下部也带红色，还有黑色的小点。叶子是互生的，有短柄，叶子呈长椭圆形，两端都有些尖，但没有锯齿，为全缘状。叶面上方绿色，带腺状斑点，叶背淡绿，中脉比较明显。

"师傅，虽然秋天采到的药材多，可就有一点不好。"小神农皱着眉头说。

"哪里不好了？"朱有德不解地问。

"几乎所有植物的花都谢了，我完全看不到它们开的花是什么样子。您看这红梗草，花也没有了，上面只结了一个小球形的蒴果。"小神农将草递回给师傅。

朱有德一下被小神农逗得笑起来："这倒是真的，不过大田基黄的花很容易想象出来。它5～7月开花，花序总状，生的细长纤弱，稍带腺毛。苞片是三角状的披针形，萼片带有膜质，边缘有缘毛，中间有黑色点。花冠则分5裂，是白色的，如卵形。说不上好看，但也不复杂。"

"师傅，您准备将这些红梗草也一起采回家吗？"小神农看看那些草，再看看已经满满的药筐，担心没地方放了。

"今天没办法采了，别说没地方放，就是有地方，师傅也背不动了。我们明天可以专门来采大田基黄，你说怎么样？"朱有德与小神农商量着。

"看来也只能这样了。师傅，明天不用上山，也可以顺便休息一下，攒攒力气了。"小神农知道师傅这几天已经非常累，所以也提出明天不上山了。

"好吧，我们现在回家吃饭吧。"朱有德听了，心里很高兴，小徒弟已经知道心疼自己了，再累再苦也值了。

錾菜
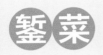

——破瘀调经的白花益母草

虽然小神农答应了不上山，但他也不安心在山下采那些红梗草。所以，挖完了那片红梗草，趁着朱有德在休息，他一个人到处闲逛开了。

没走多远，他就看到一条通向山坡的小径，路边长了很多茎为四棱形，带有粗毛的绿色植物。而且，这植物还开着小花呢，这可够小神农兴奋的了。那些花是白色的，花序腋生，为轮伞状，多花组成长穗状，小苞片有刺，基部相连，带有粗硬毛，花萼管状，萼齿前端也有刺，它的花冠是唇形的，于白色中带有紫纹，管内还有

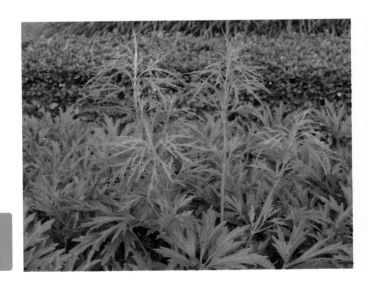

毛环。

小神农没有多想，采了一大把跑回到师傅身边："师傅，您看我发现了什么？这次终于采到鲜花了。"

朱有德一看，不觉笑起来："你这是采到宝贝了呢，不认识这种植物吧？《本草拾遗》中称它为蟹菜，说它'似益母，方茎对节，白花，花中甜汁，饮之如蜜'，你有没有尝一尝呀？"

"真的吗？我只看它的叶子是卵形的，边缘有3裂，而且裂片有缺刻，茎是方的，但没注意对节，就感觉它的叶子太粗糙了，所以也没尝一下花里的味道。"小神农说着，马上取了一朵花，从花盘上拔起，然后放在嘴里，果然尝到一股甜滋滋的味道。

"师傅，真的是呢，这蟹菜原来这么好吃呢。我再去多采点回来，我们两个路上吃吧。"小神农乐得叫起来。

"你可不能这样浪费这些蟹菜。它们又被称为白花益母草，全草性微寒，味辛、微苦，其功效堪比益母呢。《本草拾遗》中说它'主破血，产后腹痛，煮汁服之；亦捣碎敷疔疮'，而《滇南本草》还说它'主一切筋骨痿软，脱阳脱阴，夜多盗汗，跌打损伤，妇人血崩，接骨'。因此，这是一味多效药，既可活血调经，又可解毒消肿，更能利尿，对闭经、痛经、崩漏、疮痛、水肿、盗汗等症都能有疗效。你说，这样只当成花蜜吃了岂不可惜？"

"师傅，它真的这么厉害呀？在前边不远处就有好多，我们刚好一块采回家入药吧。"小神农一听它的药效如此多，立刻改变了吃花的想法，带着师傅去采集全草去了。

榼藤子

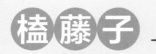

——专治血痢泻血的眼睛豆

　　一大早起来，小神农又急着要上山去。朱有德可吃不消了，在房间里不肯出屋，也不说上山，也不说不上山，急得小神农团团转。

　　就在这时，门突然被打开了，小神农一看，原来是张大爷来了。于是，他立刻将上山的事扔到了脑后，大叫着："师傅，张大爷来了，您快出来吧。"

　　"你这么想见我吗，看把你高兴的。"张大爷哈哈大笑。

　　"师傅不愿上山，我也没事做，正无聊呢，您就到了，当然高兴呀。"小神农嬉皮笑脸地说。

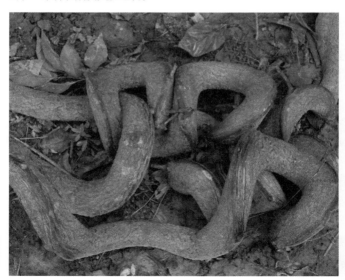

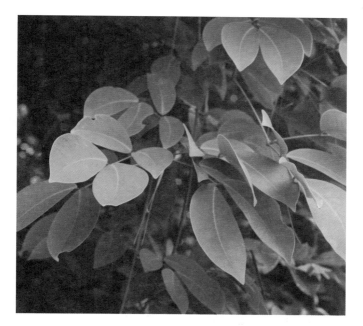

"不只是他高兴，你也救了我呢。这几天天天和他上山，快把我这把老骨头累散架了，我刚才正躲在屋里不知怎么办呢。"这时朱有德从房间走了出来，一脸苦相地说。

"师傅，您不出屋，原来是怕上山呀。"小神农这才恍然大悟，但他很快转向张大爷：

"张大爷，这次您给我们带了什么好药呀？既然上不了山，我还是看看您带来的药吧。"小神农轻车熟路地从张大爷推来的小车上往下卸药。

他拎起一个布口袋，感觉挺沉的，打开口袋里一看，吓了一跳。原来是结扁圆形的棕褐色果实，还有光泽，那样子就像一只只大眼睛一样。

"师傅,这是什么药呀?吓死我了。"小神农将那袋子一下拎到朱有德跟前。朱有德看了看那些果实,表面可见网状纹理,种脐是长椭圆形的,笑着说:

"这有什么可怕的,它是榼藤子,又被称为眼睛豆,是南方盛产的药材。其性平,味甘、涩,归胃、肝、大肠经,《开宝本草》说它'治小儿脱肛、血痢、泻血,并烧灰服,或以一枚割瓤熬研,空腹热酒服二钱'。不过,它不只是对小儿有用,一般脘腹疼痛、黄疸、脚气水肿、痔疮出血、痢疾、脱肛等都可以治疗,最能凉血活血了。"

"原来是这样呀。那榼藤子长成什么样呢?不过,想想一树挂着这些眼睛一样的豆子,还是挺吓人的。"小神农又开始想象了。

"榼藤子是常绿大藤本植物,茎扭旋生长,枝上光滑,叶片为2

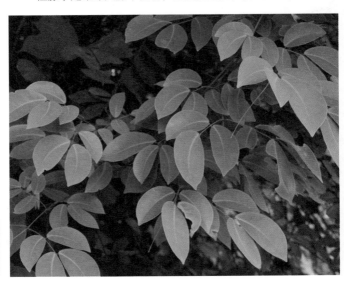

榼藤子

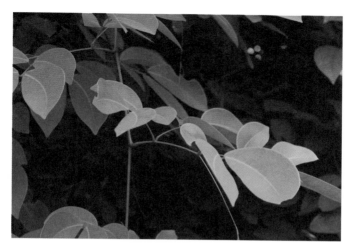

回羽状复叶，带有革质，为长椭圆形。它3~4月开花，花序穗状，生有黄色茸毛。花萼为阔钟状，5枚萼片，花瓣5片，基部连合生长，颜色淡黄，有香味。它的花谢了，会结出一个长荚果，可不是直接结这种大眼睛一样的果实呢。它的荚果可长达1米，弯曲生长，扁平状，成熟了就逐节脱落，每节里有一颗这样的子。现在知道了吗？"朱有德拿着那榼藤子递到小神农跟前，意思是让他放好。

"小神农，这么长时间没见，你不但没进步，反而胆小了，居然被药材吓到啦。"张大爷嘲笑起他来。

"我可不怕，只是一时没看清楚。张大爷，我本想去给您沏茶的，现在您这样笑我，我可不管您了。"小神农赌气一样，提着那袋药直接去药库了。

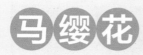

马缨花
——可攻各类血证的映山红

朱有德看小神农走了，就亲手为张大爷沏茶，一边沏着茶，两人一边聊天："怎么样，这段时间又看到什么好风景了吧？"

"你别说，这个时候南方正山青花红，满山遍野的花草，看得我眼睛都花了。你知道的，在四川有一种叫马缨花的药材，这次我总算看到开花的样子了，满满的大红花，又多又密，别提多壮观了。"张大爷喝着茶，偷偷瞄一眼躲在药库不肯出来的小神农，故意大声说给他听。

"张大爷，您又吹牛，马缨花可不是这个时候开花的，它4~5月才开花呢，又被叫做映山红，别以为我不知道。"果然，小神农一听张大爷这样说，立刻从药库走了出来。

朱有德被他们两个逗得笑起来："你现在想要唬小神农可不那么

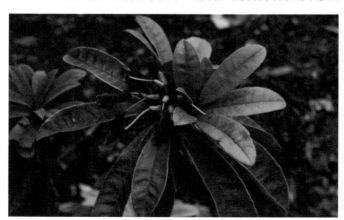

容易了，他认识不少药材呢。"

"是不是真的呀，小神农？你既然认识马缨花，那就给我说说它的样子吧。"张大爷继续逗着小神农。

"这有什么难的，我师傅早给我讲过了。"小神农一脸轻松地说，"它是常绿的小乔木，高3～12米，枝条非常粗，直立生长。树皮是棕色的，经常会不规则脱落。它的叶子单生，叶柄上有腺点，叶子很厚，带革质，多生在枝端，为长椭圆状，边缘稍有微波，上面深绿，下面淡棕色。4～5月开花，花序为密集状生长，10～20朵簇生在枝头，花序轴生有红褐色茸毛，苞片很厚，花萼很小，呈阔三角形。它的花冠是钟形的，颜色紫红，花朵大而且很好看。花谢了还会结长圆柱形的蒴果呢，蒴果有5棱，熟了会纵裂。"

小神农一口气将马缨花的样子说出来，张大爷却并不奇怪，因为他早知道这孩子聪明。所以他喝着茶挑毛病："还没说药效呢，你可是行医的，主要看它的药性才对。"

"药效我也知道呀，马缨花性凉，味苦，不但清热拔毒，还能调经止血，特别是治疗各类血症，比如消化道出血、咯血、衄血、月经不调等症，最有疗效了。"小神农说完，神气地看了张大爷一眼。只见张大爷早眯着眼睛，笑成一朵花了：

"小神农，我说让你和我去采办药材，你偏不去。这么聪明的小脑瓜，和你师傅守在家里多可惜呀。"

"我才不要呢。我要和师傅学医，救死扶伤。"小神农坚定地说。

"我这徒弟是不会因为你一点好处和几句夸奖就被骗走的。"朱有德在一边哈哈大笑，张大爷也跟着一起笑起来。

问荆

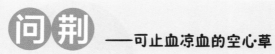

——可止血凉血的空心草

天空布满了乌云，看上去要下雨了。朱有德催促着正和他一起下山的小神农：

"快一点，变天了，一会儿就该下雨了。"

"师傅，就是阴天，不一定有雨呢。"小神农一边慢腾腾地走，一边说，现在天气还早呢，他一点都不愿下山。

"俗语说'黑云接驾，不阴就下'，总之是下雨的兆头，你就快点吧。"朱有德正说着，天空突然有豆大的雨点打下来。

"师傅，真下雨了，好大啊。"小神农这才后悔没听师傅的话。

"雨应该不会下很长时间，我们先躲一躲。"朱有德四周看看，

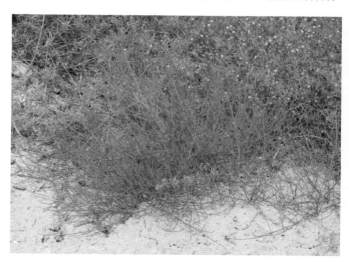

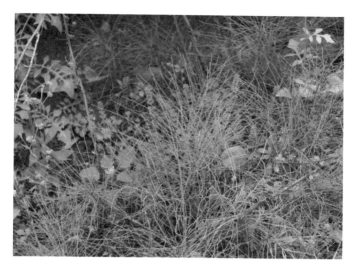

左侧有一条小沟，旁边有一块凸出的岩石，下面刚好可以躲雨，便说："快，到这边来。"

师徒俩站在岩下，大约等了半个多小时，雨就停了。小神农一下笑了："师傅，这雨来得快，去得也快。现在咱们可以慢悠悠地下山了。"

他说着就往外走，没想到脚下一滑，整个人滑到了小沟里。

朱有德连忙去扶小神农，刚好看到小沟里长着一种高约30厘米的小草，枝为二型，颜色黄棕，茎上有不明显的脊，带纵沟，还伏有淡黄色的鞘。

"小神农，你这一跤，摔出一味药材来呢。"朱有德笑着说。

"师傅，这是什么药材呀？又小又毛的样子。"小神农的屁股已经湿了，他一个劲地捏着衣服上的水。

"这是问荆，又叫空心草。它有黑棕色的根，地上茎直立生长，

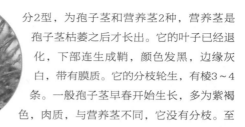

分2型，为孢子茎和营养茎2种，营养茎是孢子茎枯萎之后才长出。它的叶子已经退化，下部连生成鞘，颜色发黑，边缘灰白，带有膜质。它的分枝轮生，有棱3～4条。一般孢子茎早春开始生长，多为紫褐色，肉质，与营养茎不同，它没有分枝。至5～6月就会长出孢子囊穗，生在枝顶，孢子叶是六角形的，盾状生长，螺旋排列，边上长着孢子囊。"朱有德发现，小沟里这样的草还不少，他忍不住采集起来。

"这空心草有什么用呢？"小神农衣服都湿了，他可不想采。

"它的作用很大，其性凉，味苦，归肺、胃、肝经，凉血、止血、清热、止咳都特别好，而且对各种吐血、咯血、便血、外伤出血、崩漏、鼻衄、血淋、痔出血、肠出血等症都能治疗，兼有止痛消

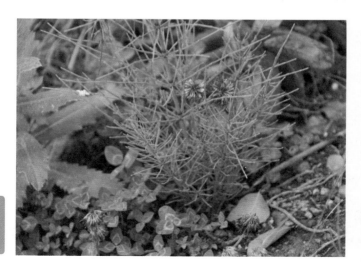

问荆

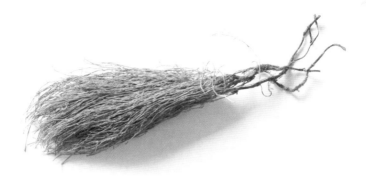

肿功能。"

"师傅，我一听它的功效，也觉得是味好药了，看来我只好忍着湿衣服的痛苦，帮您一起采空心草了。"小神农淘气地说着，也动起手来，朱有德被他逗得笑个不停，更加快了手里的动作。

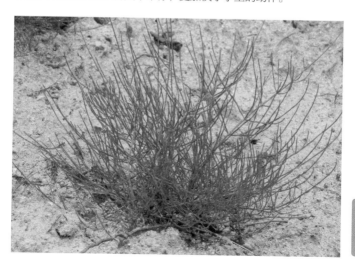

蔷薇根

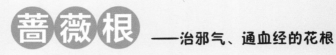

——治邪气、通血经的花根

朱有德的妻子本来就爱种花，把花打理得也好，所以后园那些蔷薇花开得非常旺盛，小神农一有时间就会过去看花。

他每天都看，对蔷薇的特征也就格外熟悉起来，总是和师傅说，自己闭着眼睛都能说出蔷薇花的特征来。

这天，朱有德故意将一段锄地时刨出的蔷薇花根递给他说："小神农，这是什么植物的根呀？"

小神农看那根茎外表红棕，内里类白，还带有细小的须根，便说："这是枣树根吧？"

朱有德笑起来，说："您还说自己了解蔷薇呢，连蔷薇根长什么样都不知道，可见是说大话了。"

"怎么可能呢，师傅？蔷薇攀援状生长，小枝弯曲，带有皮刺，

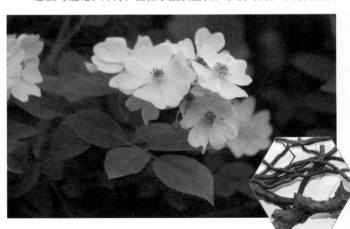

蔷薇根

它的叶子为倒卵形，边缘有齿，下面还有柔毛。花朵就更不用说了，每年5～6月，排成圆锥状开花，花朵5枚萼片，5个花瓣，颜色多为白色，也有粉、红等色。花谢了，就会结红褐色的球形果实，难道我说得不对吗？"小神农急急地说着。

"对呀。可你只看到了它地上的部分，却忽略了地下部分呀。"朱有德说。

"它的根长在地下，人家都是欣赏花，哪有欣赏根的呢？挖出根来，花不是也要死掉了？"小神农很不服气。

"可蔷薇不是单看花用的，它的根有众多药性，怎么可以不观察呢？"朱有德笑着，将那段根晒在了窗台边上。

"这根有什么功效呀，师傅？"小神农这才明白，师傅是在教导自己医药知识呢。

"蔷薇根性凉，味苦、涩，归脾、胃经。《日华子本草》中说，它'治热毒风，痈疽恶疮，牙齿痛，治邪气，通血经，止赤白痢，肠风泻血，恶疮疥癣，小儿疳虫肚痛'，不仅如此，日常的验证表明，它还能治疗关节炎、便血、月经不调、跌打损伤、疮疖疥癣等症。所以，小小一味蔷薇根，就是调血又理正气的良药，被你忽略了，真是可惜了。"

"原来是这样呀，师傅，那我们现在多挖一些蔷薇根晒制吧。"小神农说着，就拿了药铲来要挖蔷薇的根。

"不行，要等蔷薇子成熟，采摘之后才可以挖呢。"朱有德拦着小神农说。

"师傅，要蔷薇子做什么用？"小神农不解地问。

"当然是入药呀，至于有什么功效，就要等你自己去了解之后再讲了。"朱有德说完，径自回屋去了。小神农看着师傅的背影，嘬着嘴站了半天，突然想到还有医书。于是，他也马上跑回自己房间翻书去了。

营实 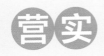——祛风活血的蔷薇子

　　小神农翻着医书，终于看到了蔷薇子的讲解。在《本草汇言》中，它的学名叫做营实，它最大的作用是凉血解毒。不但如此，书中还写着：营实性凉、味酸、无毒，归肺、脾、肝、膀胱经，多于8～9月采收，以半青半红，没有完全熟透的最好。

　　这下，小神农笑了，原来师傅说要采它的子，就是以它入药，用来凉血解毒呀。想到这里，他直接来到师傅的房间："师傅，我觉得营实已经可以采了，现在是青色的，等到都红了，就不好了。"

　　朱有德先是一愣，马上笑了，他知道，小神农肯定是回去看过书了，于是说："不错，连蔷薇子叫营实都知道了，那你说说它的功

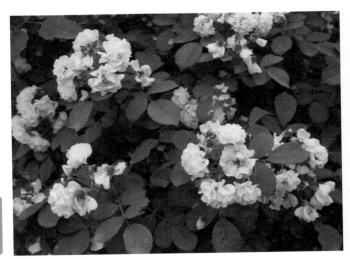

效吧。"

"《本草汇言》中说它'凉血解毒',师傅要采蔷薇子就是为了用它炮制凉血解毒的药物。"小神农自信地说。

"只这样说可不准确,《本草纲目》中说它可入阴阳,所以它不但凉血解毒,还能祛风活血,利水消肿,对于月事不调、水肿、小便不利、风湿痹痛等症都有治疗作用。"朱有德笑起来。

"哦,现在我知道了。"小神农点着头。

"那你还没告诉我,营实长成什么样呢?"朱有德就知道,小神农很可能是因为急于想要知道药物的功效而忽略其特征的。

"我刚才不是说了吗?蔷薇是攀援植物,小枝弯曲,带皮刺,叶子是倒卵形,边缘有齿,叶下有柔毛,花序圆锥状,花萼片5枚,花瓣5枚。哦,对了,萼片为披针形,花瓣是宽倒卵形的,花根是圆柱形,表面红棕,带有须根。"小神农这回没忘记蔷薇的根。

"我是问营实的特征,可没问蔷薇呀。"朱有德无可奈何地看着小神农。

"这样啊,营实就是球形的瘦果,颜色初长时是绿色的,成熟后变红,有光泽。对吗,师傅?"小神农试探着问,他还真没有仔细看过营实长什么样呢,真是太粗心了。

"营实是球形的,但一端具有果柄,顶端有宿存花萼的裂片,果实外皮红褐,里面是肉质,兼有黄褐色的种子,种子和果肉之间有白毛相隔,它的味道有些酸甜。"朱有德摇摇头,"你还要继续仔细观察才行。"

小神农挠着头皮,站了好一会儿才说:"师傅,我真是太粗心了。现在我去抄几遍蔷薇、营实的特征,一定要记全记对才行。"说完,他真的回房间抄写去了。

营实

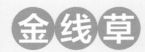

金线草 ——止痛止血的一串红

张大爷从南方回来了，这次不但带了几种朱有德看好的中药，还专门为小神农带回一张南方特有药物名单。这下，小神农心满意足了，哪怕以后不能上山，他也可以点名让师傅给自己讲药材了。

小神农看药单上的第一味药叫做金线草，心想，这种药肯定长着黄色的线形叶子。于是，他准备自己先去书里查找，好到师傅跟前展示一下。可惜，他快速翻了几本书，只看到金线草性凉，味辛，以全草入药的介绍，其他的什么都没找到。这下小神农没有耐心了，直接去找师傅。

"师傅，为什么书里都没有金线草的介绍呢？"小神农非常不满地问。

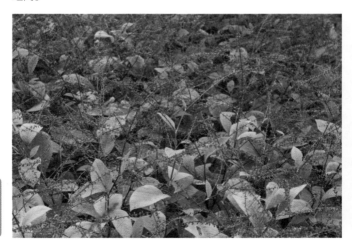

金线草

"怎么会没有？那么厚的一本《本草纲目》，你一下就都看完了？还有《药性论》《本草拾遗》等医书呢，你也都看了？"朱有德反问。

"要在那么多书中翻一味药，不是太浪费时间了吗？师傅，您还是直接给我讲讲吧，这味药有什么功效呀？听您讲，我觉得更生动一些。"小神农笑起来。

"你呀，真是磨人。"朱有德只好细心为小神农讲解，"金线草是用来祛瘀止痛、凉血止血的药物，又叫一串红。《陕西草药》一书中说它'收敛、止血、止痛，治跌打损伤'。所以，金线草主治的病症与血有关，可止咳血、吐血、便血、血崩，还能散关节、骨、腰等处的瘀血、湿气，消除疼痛。"

"那金线草长成什么样子呢？是不是长有黄色的线形叶子？"小神农穷追不舍地问题。

"这可不是。它是一种多年生的草本植物，茎直立生长，可高50～80厘米，茎表有伏毛，带纵沟及膨大的节，比较粗糙，而叶子也是椭圆形的，叶片全缘，两面长有粗糙的伏毛，托叶鞘为筒状，带有褐色膜质。它的花序为穗状，多个顶生，稀疏排列生长。苞片是漏斗形的，边缘有绿色膜质，带缘毛，花被分4裂，为卵形，颜色红色。花谢之后，会结褐色的双凸镜状瘦果，卵形，光泽度很高。"朱有德详细为小神农介绍了金线草的特征。

"师傅，这样说它还是叫一串红更形象，金线草有些名不副实了。"小神农听完，马上表示。

"你要做的不是解释它的名字，而是去了解它的特征、药效、功用等方面。"朱有德提醒小神农。

"嘿嘿，师傅，只有先确认它的名字，以后才能认识呀。"小神农抓抓自己的头发，笑了起来。

桃金娘
——补虚止血的乌肚子

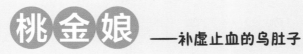

　　当小神农在名单中看到"桃金娘"这个名字时，一下笑了起来。朱有德见他笑个不停，便不解地问："小神农，什么事让你这么高兴呀？"

　　"师傅，没什么高兴事，就是这个名字太有意思了，叫桃金娘。"

　　"这有什么奇怪的，就是一味中药的名字呀，值得你笑成这样？"朱有德嗔怪着说。

　　"师傅，您不知道，在我们村子里就有个叫淘金的孩子，他的父亲在叫他母亲时，总是称呼她淘金娘，原来淘金的母亲是味中药呀，哈哈。"小神农边说边笑，把朱有德也逗笑了。

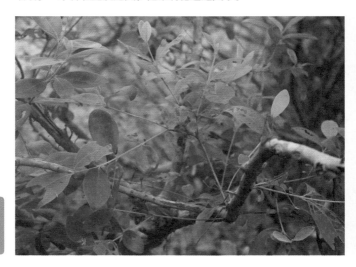

桃金娘

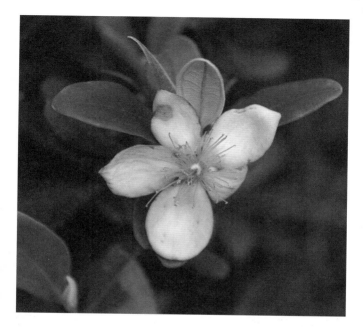

"这个桃金娘可不是你说的那个淘金娘了。而且它还有另外一个名字，叫乌肚子。"朱有德笑着说。

"咦，这是什么名字？师傅，为什么要这样叫呢？"小神农立刻问道。

"桃金娘是一种常绿灌木，一般可长1~2米高。它的叶子对生，带有革质，为椭圆形。叶表面深绿，没有毛，而叶背面灰绿，长着一层茸毛。每年5~7月开花，花序为聚伞状腋生，颜色很多，粉的、红的、白的都有，1~3朵簇在一起，就像梅花一样。等到花谢了，它会长出紫色的浆果，果实为卵形，基部阔圆，上端收小，中间突出，如同壶状，等到它成熟之后，就变成了紫黑色。大概是因为这

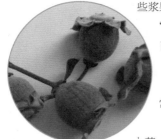

些浆果如同鼓起的小肚子，人们才送了它
'乌肚子'这样一个有趣的名字吧。
而且这果实可以吃，味道甘甜，每到
秋天，当地人都去采摘呢。"朱有
德曾看到过桃金娘开花，那样子非
常壮丽，漫山遍野甚是绚丽。

"师傅，这个桃金娘可真好，又能
入药，又能吃，可惜我们这里没有呀。"
小神农一听它的果实可以食用，便立刻向往起来。

"这倒没错，桃金娘全株可入药，不但活血通络，还能补虚止
血、收敛止泻。《本草纲目拾遗》中说它归肺经，可收敛止血，可治
疗咳血、咯血、鼻衄之症。"朱有德点着头，肯定了小神农的看法。

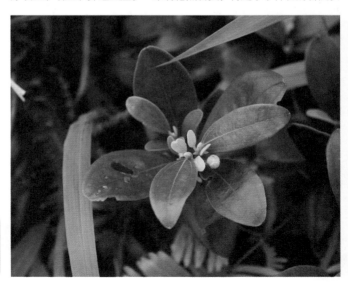

桃
金
娘

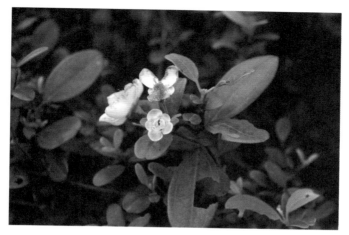

　　"师傅，要是我们山上也有桃金娘就好了，这个时候正好去采一些呢。"小神农两眼闪闪发光，看着远方就好像看到了成片的桃金娘一样。

　　"哈哈，这是不可能了。不过，等你再大一些，体力也更好一些，我可以让张大爷带你去四川、贵州、云南一带走走，那边草药格外多，保证够你开眼界的。"朱有德说着，走向药堂，只留下小神农自己在那里畅想。

桃金娘

檵木

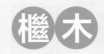

——最善活络止血的刺木花

　　小神农自从得到了这份南方药材名单，有事没事就会拿出来看。有一次，朱有德也看了一眼，发现上面确实记着很多不错的药物。不过，其中也有一些是小神农认识的，所以朱有德便想要借机考一考小神农。

　　"小神农，檵木长成什么样子呀？这味药材你可是已经学过了的。"

　　"师傅，您难不住我，我都记着呢。"小神农机灵地笑着，"檵木是一种灌木，多分枝，小枝上有星毛。它的叶子为卵形，革质，叶上有粗毛，叶背带灰白色星毛，侧脉明显。它每年3～4月开花，花朵3～8朵簇生；而且，檵木的花比叶子开得早，是白色的，萼筒为杯状，萼齿卵形，长4个花瓣，带状。等到花谢了，叶子就开始长出来了。它还会结卵圆形的蒴果，前面圆，长有星状茸毛，里面有黑色

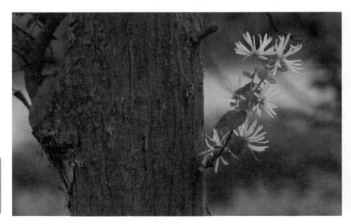

的带光泽种子，很小。我说得对不对，师傅？"

"嗯，说得确实不错，看来平时没把师傅的话当成耳旁风。"朱有德满意地点头，"那就再说说檵木的功效吧，知道药材不算什么，明白怎么用才重要呢。"

"哦，这个也简单，檵木性平，味苦、涩，归肝、胃、大肠经，最能清热解暑，它是一味清热药。"小神农说完，笃定地看着师傅。

"就这些？"朱有德问道。

"是呀，难道我说错了？"小神农见得不到师傅的肯定，心里立刻动摇起来。

"倒是没错，只是不全面。檵木不但清热，它通络止血的功效也很强大呀，而且它全株不同部位有着不同的药效，你了解得可不足。"朱有德微闭着眼睛说。

"师傅，我之前只以为它是可以清热的，您快给我说说它其他部位的功效。"小神农这才醒悟，檵木是一味多效药。

"檵木的花性平，味甘、涩，用来清热解暑是很好的，但同时也能止咳、止血，比如治咳嗽、咯血、衄血、血痢等症，就经常会用檵木花；檵木叶则性凉，味苦、涩，它清热的同时有收敛之效，对于创伤出血、衄血、吐血、泄泻有治疗作用；而檵木根性微温，味苦、涩，其活络通经作用明显，一般咳血、吐血、经闭、腹痛、跌打肿痛就可以用它调理。总之，檵木部位不同，功效略有变化，如果掌握了，再用起来就更能事半功倍。"朱有德细致地分析着檵木的功效，小神农听得频频点头，心服口服。

棕榈

——止鼻血、治崩中的糙树叶

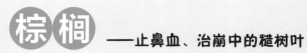

这一天，小神农坐在药堂，正对着医书翻看自己名单中的药材。朱有德却拿出一味长条板状的药材来说："小神农，你对这张名单也研究了好几天了，来看看这味药是不是认识了？"

小神农走过去一看，这药材长得奇怪，表面红棕，不但粗糙，还有纵直皱纹，一端较窄，另一端则宽而薄，药材的断面有明显的纤维凸出，纤维两侧带有多数棕色茸毛，很有韧性。

"师傅，这是什么药？我的名单中真有这味药吗？"小神农果然认不出是什么药。

"当然有了，而且你已经查阅过了，因为它就在名单的前排

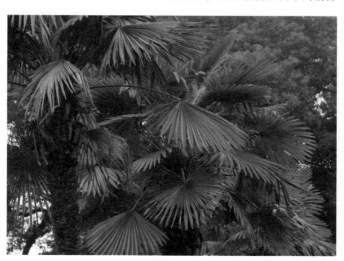

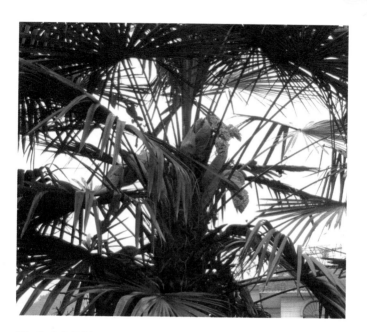

呢。"朱有德说。

"师傅，这到底是什么药？您快告诉我吧。"小神农着急起来。

"当然是棕榈呀，难道你没有查阅过这味药？"朱有德一语道破答案。

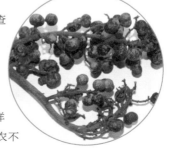

"啊，这就是棕榈的成药呀？那天我看的时候还在想，这么大的叶子，炮制成药会变成什么样呢。原来就成这样了呀。"小神农不

棕榈

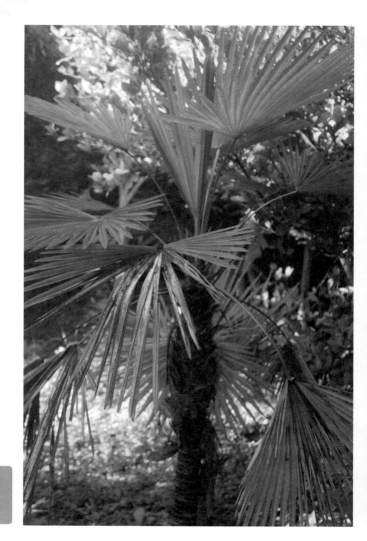

棕榈

好意思地说。

"是不是已经查阅过了？那你现在给师傅讲讲棕榈的形态特征吧，如果连这个也说不上来，那可就要受惩罚了。"朱有德故意说得很严重。

"师傅，这些我知道的。"小神农谨慎地说，"棕榈是一种常绿乔木，高可达15米，树干圆柱形，不分枝，叶子簇生于顶，呈圆扇形，带有革质。叶片长可达70厘米，带皱纹，展开后为掌状，中部以下为深裂，裂片有主脉。叶片有长叶柄，非常硬，上面平坦，下面凸出有棱，两侧有刺。叶柄基部有抱茎叶鞘，脱落之后，在树干上留下环状痕。它4～5月开花，花序肉穗状，花朵小而多数，颜色淡黄，雌雄异株。花被6片，为卵形，2轮排列生长，花谢之后，结肾状核果，前端有宿存花被片，果内有一颗肾形的种子，颜色暗灰。"

小神农说完了也不敢大意，小心地看师傅的脸色。直到朱有德面上展开一丝笑意，他才轻吐一口气："师傅，我说得对不对？"

"说得很不错，而且很全面。那它的功效你是不是也掌握了呢？"朱有德又问。

"棕榈性平，味苦、涩，归肺、肝、大肠经。我看《日华子本草》中说它'止鼻洪、吐血、破症，治崩中、带下、肠风、赤白痢'，所以它应该是一味止血收涩药，专门用来治疗吐血、便血、衄血、崩漏下血等症的。"小神农分析得头头是道。

"嗯，如果每味药材你都能这样用心分析，何愁对药材不理解啊。"朱有德满意地说，然后又去收拾自己的药材了。

棕榈

山茶

——破血、凉血、止血之要药

自从小神农明白认识药材特征并不等于认识成药的道理之后，便开始在查阅完药材特征之后，刻意寻找成药来观看了。

这天，他刚刚查阅完山茶这味中药，便急匆匆地翻找山茶的成药。只不过，他打开了很多个抽屉也没看到山茶，便说："师傅，我们药堂居然没有山茶这味药。"

"怎么会没有呢？你看中间第九排的第4个抽屉里是什么。"朱有德头也不抬地说。

小神农打开抽屉，便看到很多干燥花朵，全体卷缩成块状，长2～3.8厘米，颜色黄褐，还有的已经成了棕褐色，花萼背面带有细茸毛。

"师傅，这就是山茶的花吗？怎么一点也不像呢？"小神农很奇怪。

"炮制过后的花朵当然不能与鲜花相比，不过其基本特征还是一

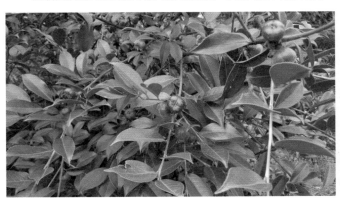

样的。"朱有德抬起头来，看看小神农发呆的样子，笑了，"你既然已经知道了山茶，那就给师傅讲讲它的特征吧，就算是复习了。"

"这还不简单。山茶为常绿阔叶灌木，长有黄褐色小枝，叶片互生，为椭圆形，革质。叶边缘有齿，叶片上面深绿，有光泽，背面淡绿。它2～4月开花，花朵顶生，苞片及萼片约10枚，花瓣6～7片，分单瓣或者重瓣生长，外侧近圆形，颜色红艳，也有白色的。花谢之后，会结圆球形的蒴果，果内有2～3室，每室可生1～2粒种子。"小神农几句话，就将山茶的特征讲得清清楚楚。

"说得不错，那它的功效你有没有记下来呀？"朱有德面带喜色。小神农近来学习非常认真，连上山这样的事都被抛到脑后了。

"师傅，我还没查阅功效呢。我刚刚看完它的特征，所以才找山茶成药看看。"小神农如实回答。

"山茶是味好药，各医书都对它称赞有加。《本草纲目》说它'味辛、甘寒、凉血，治吐衄、肠风下血、烫、火伤灼用红者'；《本草逢原》则说'山茶，吐血、衄血、下血为要药，生用能破宿生新……'；《医林纂要》中说更说它'补肝缓肝，破血去热'。不过，还是《百草镜》更全面，说它'凉血、破血、止血，消痈肿跌扑、断久痢、肠风下血、崩带血淋、鼻衄吐血'。如此，你也就可以知道山茶的功效是什么了吧？"朱有德细细地为小神农提炼各书中的说法，以供他分析记忆。

"师傅，我知道了。总的来说，山茶是一味凉血、止血、破血的要药，专治血分之症。"

"对，我们小神农这样一总结，山茶的功效就简单明了，易于记忆了。"朱有德笑着，不失时机地夸起小神农来。

山茶

地涌金莲 ——血证日久的固脱之药

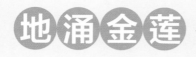

"师傅，师傅，这味药可真有趣呀，是不是从地下直接生出来的莲花呢？"

中午时分，朱有德吃过饭正准备休息，小神农就大叫着从外面闯了进来。他只好坐起来，问："小神农，你又看到什么新奇的药材了，兴奋成这样？"

"师傅，是地涌金莲呀。它是不是从地下直接生出的莲花呀？"小神农被这个名字给吸引了，来不及查找书籍，便直接找师傅来了。

"它可不是你说的那样。地涌金莲是一种高大的草本植物，多年生长，有水平向根茎。不过，它的假茎很小，不会超过60厘米，基

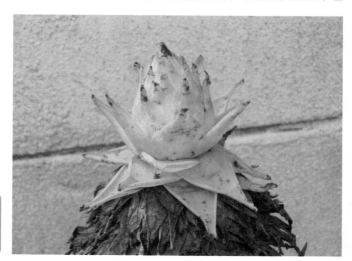

部有宿存叶鞘。它的叶子是长椭圆形的，可长50厘米，宽约20厘米，前面尖，基部近圆形，叶面上有白粉。"朱有德可以理解小神农的反应，单听这个名字确实够引人联想的，"它之所以叫地涌金莲，还是它的苞叶形似莲花。一般情况下，它4~6朵花簇生，在黄色苞叶内，苞叶前端渐尖，基部抱茎，犹如盛开的莲花状。而它的花朵合生，前端分5裂。花谢之后，就会结出三棱形的浆果，外面包有硬毛，里面含多数种

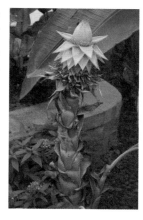

子，种子呈扁球形，颜色黑褐，有光泽，腹面还有大而白的种脐。"

"原来是这样呀，不过它黄色的颜色倒真有几分金莲的感觉。"小神农一边细细回味着师傅说的话，一边朝门外走。可是，快到门口时，他又返回到朱有德身边，问道："可是，师傅，这地涌金莲的功效是什么呢？以苞叶入药吗？"

"当然不是，是采它的花入药，每年夏天，当地人采集花朵晒干，便可直接入药了。"朱有德记得，这是云南一带特产的药材，"地涌金莲性寒，味苦、涩，收敛止血功效显著。在《滇南本草》中，就记载它'治妇人白带红崩日久，大肠下血；又血症日久欲脱，用之可固脱'，所以它是止血固脱的药物。"

"似乎它药性比较单一，用起来应该很好把握。"小神农说。

"虽然药性单一，但贵在功效了得。好的药物一味便可顶多味，所以它又不失为一味止血利药了。"朱有德说着，打了个哈欠。

小神农知道师傅累了，赶紧让师傅休息，自己又去钻研药材名单了。

苎麻

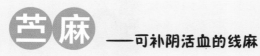

——可补阴活血的线麻

在了解药材的同时,小神农也不忘回顾自己学过的药材。所以,当他发现名单中有一味苎麻时,立刻就想到曾经和师傅在山上见到过的原生药材了。他�“着嘴对师傅说:

"师傅,张大爷这名单不正确,这味苎麻可算不上南方药材,咱们以前不是在山上也遇到过吗?"

朱有德一听却笑了,说:"那只是偶然,山上地理气候以及土壤环境复杂,偶尔长几株不常见的药材是正常的事。这苎麻是长江以南区域多见的,比如浙江、江苏等地,所以也应该算作南方药材。"

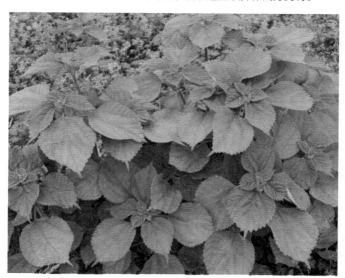

苎
麻

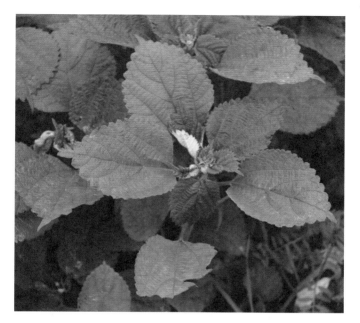

"好吧，反正我看到过了。"小神农拿起笔，直接将苎麻这味药勾掉，这是他的学习方法，用笔勾掉的就是已经认识的药物了。

"你难道不查一下资料，就准备跳过去了吗？"朱有德问。

"都看到过了，还有什么可查的呀，耽误时间。"小神农说。

"那你给我讲讲苎麻的特征吧，如果忘了我可要惩罚你的。"朱有德抓住机会，便开始考小神农。

"说就说，我看过的才不会忘记呢。"小神农信心满满，"苎麻又称线麻，为多年生的草本植物，可高1～2米，它的根为圆柱形，不规则，有弯曲。茎直立生长，分枝短而有毛，为绿色。叶子互生，是阔卵形的，前端尖，基部宽，边缘有粗齿，叶上粗糙，叶下长白色绵毛。它5～8月开花，花朵单性同株生长，花序圆锥形，雄花序在下，雌花序在上，雄花有4瓣，带退化雌蕊。雌花被为管状，上端分4裂片。花谢之后，它还会结椭圆形的瘦果，外面有毛，顶端有宿存柱头，为丝状。"

"那它的成药你看到过吗？"朱有德见小神农答得流利，便继续发难。

"苎麻以根入药，它的根表面灰棕色，生有密集的疣状凸起以及横向皮孔。切面皮部棕色，容易脱落，木部为黄白色，断面有粉性，质地坚硬。"小神农居然马上就讲出了苎麻根的特征。

"苎麻的功效是什么呢？"朱有德心里高兴，面上却波澜不惊，又问道。

"苎麻性寒，味甘，具有利尿清热、安胎止血、解毒散瘀等功效。《本草述》中说'苎根，丹溪谓其大补阴而即行滞血，足以补为

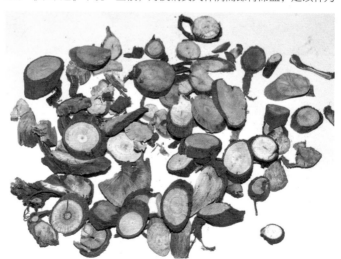

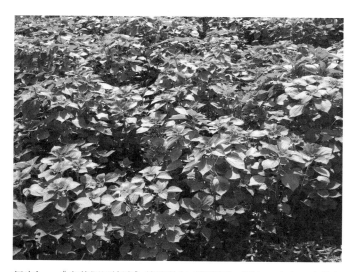

行也'，《本草纲目拾遗》总结说它'治诸毒，活血、止血，功能发散，止渴，安胎；涂小儿丹毒，通盅胀，崩漏，白浊，滑精，牙痛，喉闭，骨哽，疝气，火丹，疔毒，胡蜂、毒蛇咬，发背，疔疮，跌扑损伤'。"小神农居然能引经据典，讲得头头是道。

　　"看来师傅还是要带你上山才行啊，只有看到真实的药材才能让你记忆深刻。"朱有德深有感触，再也不质疑上山识药对小神农的好处了。

芝麻

活血丹

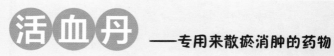

——专用来散瘀消肿的药物

一晃十来天过去了，小神农每天沉浸在南方药材名单中不能自拔。朱有德想，这样持续下去的话，会容易让他思路过于极端。所以，一大早吃过饭，朱有德便说："小神农，我们多久没上山了？恐怕那些野果子都熟透了。"

"对呀，师傅，我们好多天都没去山上了。"小神农一听野果，立刻就来了精神，马上吵着要上山去。

朱有德顺势拿了药筐，一路慢悠悠地朝山上走去，一边走还一边与小神农探讨野果的长势："小神农，你最想吃到哪种野果呀？"

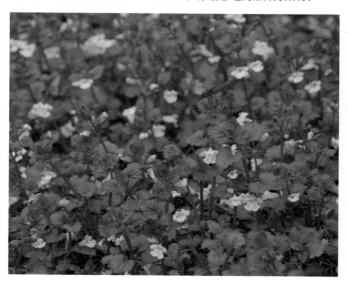

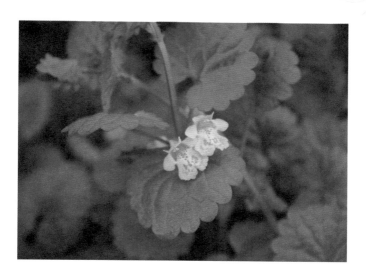

"师傅,我想吃酸枣,又酸又甜的,现在应该已经红了吧。"小神农的口水都要流出来了。

"现在估计还不行,下个月差不多就可以吃了。"朱有德在心里推算着季节,不到中秋节,酸枣怎么会成熟呢。

"师傅,您快看,这紫红色茎的植物是什么草?"小神农突然被一块大石头旁边的植物吸引住了。

朱有德绕过去,仔细看那些植物。它高10~30厘米的样子,茎为四棱形,基部紫红,幼枝处却长着柔毛。叶子是对生的,心形状,边缘有圆齿,叶子两面都有硬毛。

"哦,这是活血丹,又叫胡薄荷,是一种多年生的草本植物。"朱有德点着头,觉得挺不错,一上山就遇到了这么好的药。

"活血丹,这名字一听就知道是活血用的。对吧,师傅?"小神农问。

"嗯，可以这样说，活血丹性凉，味苦、辛，归肝、胆、膀胱经，它不但清热解毒，利湿通淋，其散瘀消肿的功效也很强大，所以用来活血、疏通经络是非常好的。一般治疗跌打损伤、疮痈肿痛、热淋石淋、湿热黄疸都可以用它。如果将它与其他活血药同用，则又可以加强活血、散瘀的功效了。"朱有德将那些活血丹全部采下来，足足有一小捆。

"师傅，这种草怎么会没有花呢？还是已经过了花期？"小神农找遍了也没看到活血丹的花朵。

"花期早过了，它每年4~5月开花，花序为轮状，多花簇生，小苞片为线形，带有缘毛。它的花萼是筒状的，外面也有长柔毛，萼齿5枚，上面3枚较长，下面2齿较短，在顶端都有缘毛。花冠是蓝色，或者紫色，下唇有深色的斑点。花冠筒具长、短两型，长的1.7~2.3厘米，短的1~1.4厘米。花谢之后，它还会结小坚果呢，是长圆形

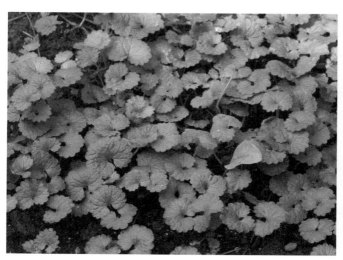

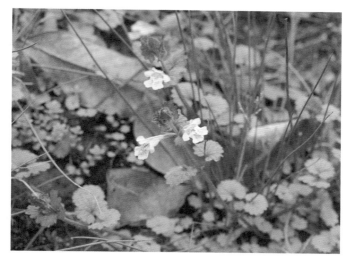

的，颜色深褐，现在应该已经脱落了，所以你看不到。"

　　"真不错，一上山就发现了有用的药材。我们接着往上走吧，师傅。"小神农也很高兴，走在朱有德前面，四下张望着寻找起野果子来。

活血丹

盐肤木根

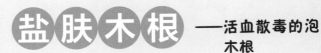

——活血散毒的泡木根

师徒两个一路往南坡高处走，在最南边的山坡转角处，有一丛小酸枣树。在这个时节，小酸枣虽然已经长满了枝头，但红的很少。小神农看着它们，不由叹口气："师傅，来得太早了，现在还不能吃。"

"可是，你看坡下的小沟里，那是什么？"朱有德引导着小神农，让他往坡下看。

"呀，好多山楂呀，怎么会这么红呢！"小神农一下惊呆了，整个小山沟都是红彤彤的，太壮观了。

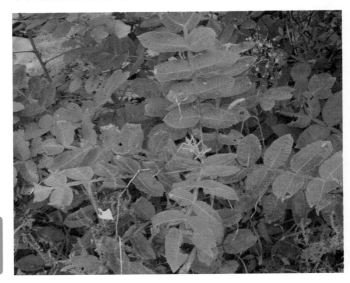

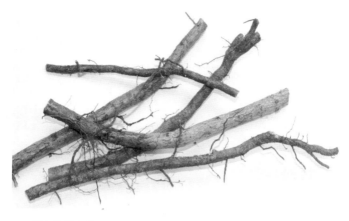

"这是野生的，而且处于沟内，温度要更高一些，自然比酸枣要早熟了。不过，用不了几天，酸枣也可以满枝红啦。"朱有德分析着。

"不管了，师傅，我们先采些山楂，等下次来再采酸枣，这样我就可以把两种果子都吃到了。"小神农说着就顺小路朝山坡下跑。

可是，他还没走下山坡，就被路边的灌木枝给挂住了胳膊。小神农着急地唠叨着："这些树可真讨厌，老挂我的衣服。回头挂破了，又要师娘给我缝了。"

朱有德一看那株灌木，却笑起来："小神农，它是在叫住你呢。"

"叫住我做什么？它虽然长得高，可又没长野果，我才不愿理它呢。"小神农摘下衣角，想要继续往前走。

"它虽然不长野果，却可以入药呀。"朱有德站到那株灌木前，讲给小神农听，"这是盐肤木，一种落叶灌木。你看它的小枝是棕褐色的，上面还有柔毛，表面有小皮孔。它的叶子为复叶互生，叶片

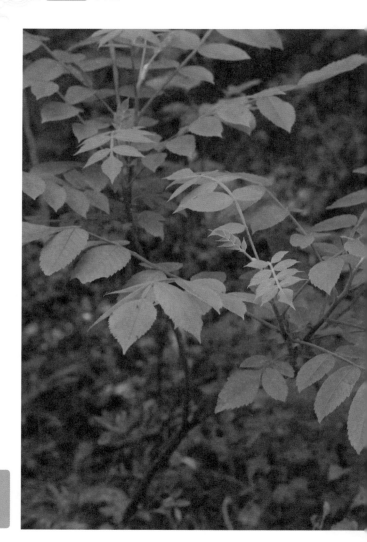

盐肤木根

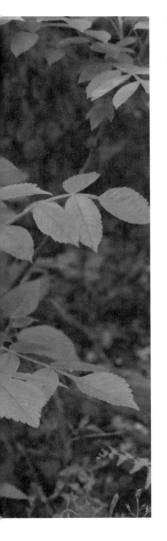

纸质，为卵形，边缘有粗齿。叶片两面颜色也不一样，正面暗绿，背面粉绿，还有白粉。快看，这是它的花，8~9月正是它开花的时候，花序圆锥状，顶生，雄花序长，雌花序短，花朵很小，颜色黄白。不过，雄花的花瓣是长圆形的，开放时向外卷，雌花的花瓣是卵形的，子房处有柔毛。这些花一落，就会结出球形核果来，成熟后变成好看的红色。"

"师傅，是采它的种子入药吗？"小神农停下脚步，开始观察那株盐肤木了。

"不，是用它的根入药。它的根又叫泡木根，性平，味咸、酸，归肺经，其活血散毒、祛湿消肿作用强大，一般用它治疗水肿、风湿痹痛、跌打肿痛、咳嗽、乳痈、癣疮等症都很不错。"

"那我们现在要挖它的根吗？"小神农瞄一眼山楂，他其实想快点去摘山楂。

"不用挖了，这株盐肤子还太小，让它再长长吧，现在采山楂去。"朱有德早看出了小神农的心思，带着小神农朝那坡下走去。

盐肤木根

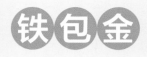

铁包金 ——化瘀止血的老鼠耳

小神农与师傅采了好多山楂，因为朱有德说，将山楂回家切片晒干，也可以入药。不过，小神农一边采一边吃，也不嫌酸。倒是朱有德着急了："小神农，少吃点，吃多了山楂容易胃痛，牙齿也会软痛的。"

"师傅，我忍不住呀，老想往嘴里放。"小神农天真地说着，还一脸为难的样子。

朱有德看他的神情，觉得好笑，就想分散一下他的注意力，便说："小神农，你那张南方药材名单看了多少啦？"

"还有好多呢，师傅。我不看不知道，真是天外有天，药外有药

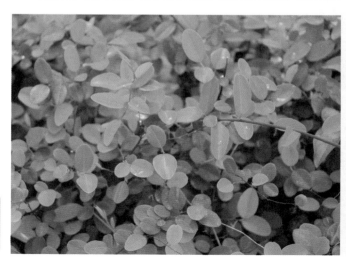

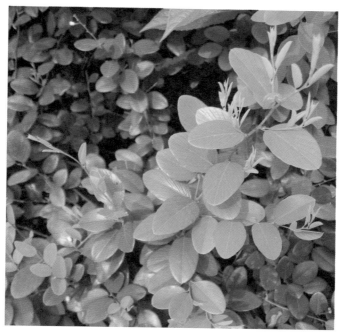

呀。"这招果然好用，小神农立刻就不吃山楂，改说药材了。

"什么叫药外有药呀？"朱有德笑起来。

"人家说人外有人，可是，在药界就只能是药外有药了不是吗？"小神农这篡改名句的本领越用越灵活了，朱有德也甘拜下风。

"你看到哪味药材了，说给师傅听一听吧。"

"师傅，我说一味药的特征，您来猜它的名字，怎么样？"小神农马上就来了兴趣，考起师傅来。

"好啊，我也让你考一考。"朱有德笑着说。

"这是一种藤状灌木，高1～4米，它的叶子互生，托叶是披针形的，其他叶片椭圆形，前端有小突点，基部为心形。叶子上面深绿，下面灰绿，全缘，长有4～5对侧脉。8～10月是它的花期，花为两性，2～10朵簇生在叶腋或者枝顶，为聚伞状。花序轴上有被毛，它的萼片5枚，线形，5个花瓣，是白色的匙形。花谢之后，它会结肉质圆形核果，成熟后变成紫黑色，带有宿存花盘和萼筒。"小神农一边想一边说，说完就看着朱有德，似乎在问：您猜出来是什么植物了吗？

"如果我没猜错的话，这种植物以根入药，根为圆柱状，粗细不一，它的栓皮很结实，为黑褐色，带有网状裂隙和纵皱，而它的断面本部大，纹理细致，为暗黄色到橙黄色。我说得对不对？"朱有德反问小神农。

"可是您没说名字呀，师傅，我怎么知道对不对呢？"小神农着急起来，这味药自己本来打算今天看成药的，但因为要上山，所以没

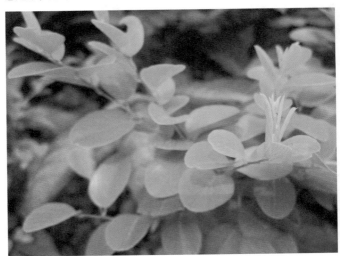

铁包金

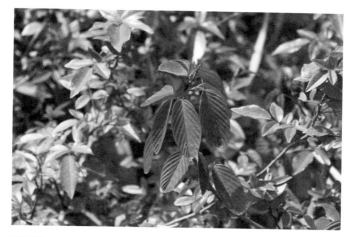

来得及。

"它的名字就在成药中了呀。外面黑褐，里面黄色，这不就是铁包金嘛。而且，它还有个有趣的名字，叫老鼠耳，对不对？"朱有德马上给出答案。

"师傅，您真的猜对了！"小神农兴奋地笑起来。

"那师傅再考考你，铁包金的功效是什么呢？"朱有德反过来考起小神农来。

"铁包金性平，味苦、涩，可化瘀止血、镇痛止咳，还能祛风除湿，多用来治疗消化道出血、胃痛、咯血、跌打损伤、疔疮疖肿等症。我也没说错吧，师傅？"小神农神气地说。

"不错，说得不错。"朱有德满意地不停点头，"我们今天不用采药了，山楂都装满药筐了，回家去吧。"说完，便带着小神农从另一条小路下山去了。

排钱草根 ——最能行血破瘀的树根

　　小神农一边跟在师傅身后走着，一边想刚才说过的铁包金，突然对朱有德说："师傅，如果植物的根多为凉性，是不是止血的功效都很强大呢？"

　　"这可不一定，主要还是看它的药性，比如有的药物，虽然也是以根入药，但却不是止血的，而是用来行血的。"朱有德就知道，近来小神农学习止血的药物偏多，难免要产生偏见了。

　　"比如呢？"小神农追问。

　　"比如我们刚看到的盐肤木根，不就是活血的吗？还有，我个人认为，在根类药材中，排钱草根的行血功效堪称榜首。"朱有德本想随便举个例子，但想起了自己初次给病人用药时，用的就是这味排钱草根，于是便说了出来。

　　"排钱草根是什么药呀？师傅，它是专门用来行血的吗？"小神农好奇起来。

　　"排钱草根是排钱树的根。这是一种灌木，长0.5～1.5米，枝圆柱形，比较柔弱，长有被毛。叶子为3出复叶，革质。它的边缘略带波状，呈长圆形。它每年7～9月开花，花序总状顶生，长8～30厘米，由多数伞形花序排列组成，每一个花序都隐藏在两个圆形的叶状苞片之内，那样子就如一串排列好的铜钱。也是因为这个原因，它才有了排钱草的名字。"朱有德调整一下背，将药筐的着力点换一侧肩，接着说，"排钱草的花萼为披针形，带柔毛，花冠蝶形，是白色的，旗瓣椭圆，翼瓣贴生于龙骨瓣。等到花一谢，就会长出长圆形的荚果来，多为2节，里面生有褐色的种子。"

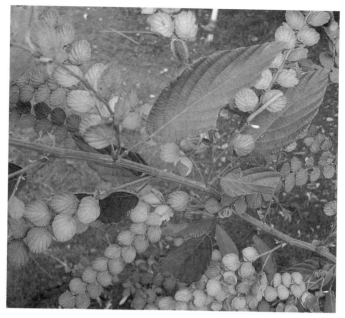

"要我自己看，肯定会以为要用种子入药呢，没想到是用根的。"小神农小声地说着。

"因为它的根性凉，味淡、涩，归脾、肝经，所以行血破瘀、除湿消肿功效强大，用它治疗的也多是一些血瘀、痹阻之症，比如月事不调、经闭、子宫脱垂、肝脾大、痈疽疔疮、跌打损伤等。《泉州本草》总结它的功用，就是行血、破瘀、生新、消滞、除湿。"朱有德边说边走，不自觉就气喘吁吁了。

"师傅，我们停下休息一会儿吧，您背得太多了。"小神农听出师傅累了，所以马上提议休息。朱有德这才放下自己的药筐，伸展一下腰，坐到坡边休息起来。

排钱草根

大驳骨

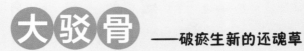

——破瘀生新的还魂草

　　白天在山上奔波了一整天，小神农疲惫不堪，可是晚上他还是拿起那张药材名单看了一眼。他本想记住两个名字，明天上山时在路上请教师傅。可没想到，他一眼就看到了大驳骨这味中药，又勾起了他的好奇心，他想：大驳骨是味什么药呢？我先看看它的功效再说。

　　于是，小神农很快在书中查到了大驳骨，原来这是一种活血止痛、破瘀生新的药材，而且它还有一个很传神的名字，叫做大还魂。

　　小神农正好奇不已的时候，就听朱有德说："小神农，时间不早了，快点睡吧，明天还要上山呢。"

　　"师傅，我看完这味药就睡。"小神农这会儿可睡不着，他决定要查个清楚。

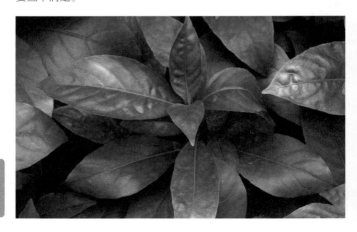

大驳骨

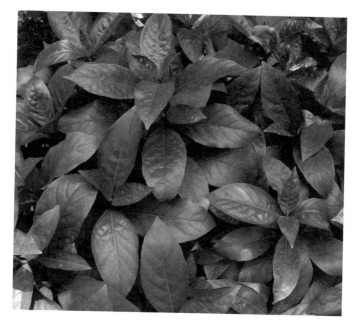

　　没想到朱有德却推门进来了，径直走到他的床前，好奇地问："又看到什么药材了，这么有精神。"

　　"师傅，这个名单中有一味大驳骨，我本来以为这个名字就很特别了，没想到它还有一个更有意思的名字，叫做大还魂，连魂都可以还回来，岂不是很厉害？"小神农一股脑儿将自己的好奇都说了出来。

　　"哦，大驳骨啊，因为它有续绝伤、接骨的功效，所以还被叫做接骨木呢。但是，它接骨的同时，破瘀生新作用强大，要知道，人以血为养，没有血怎么能活呢？有了它，人体的血液就会产生新活力，叫大还魂当然也没错呀。"朱有德笑着说。

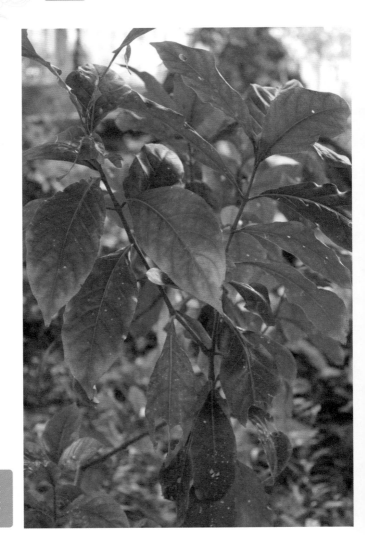

"怎么会有这么好的药呢？师傅，它长成什么样呀？"小神农满脸的不可思议。

"大驳骨是一种常绿乔木，高10～25米，小枝是灰褐色的，带有明显的小皮孔。叶子为宽卵形，带有革质，边缘有疏齿，齿顶还有黑色的硬腺体，侧脉明显。它7～10月为花期，花序总状，2～4朵簇生于叶腋。花苞片长2～3厘米，在前端裂3齿，花萼外面有短柔毛，萼筒呈钟状。它的花瓣是圆形的，白色，花谢之后结长圆形的果实，前端尖，颜色黑褐，表面带有网纹。"朱有德为了让小神农早点睡觉，直接将大驳骨的特征讲给他听了。

"师傅，这大驳骨既然可以活血、破瘀，是不是用来治疗血症的呢？"小神农又问。

"对，一般女性月事不调、经量过多、崩漏都可以用它，而平常人跌打损伤、血瘀肿痛、风湿痹痛也可以用它。当然，骨折也能使用，是一味与血症息息相关的药材。"朱有德看看即将燃尽的蜡烛，又催促道："快睡吧，时间不早了。"说完，自己也回房间休息去了。

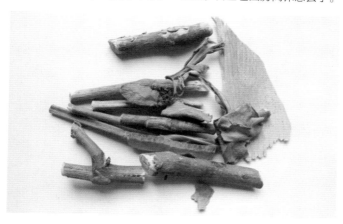

大驳骨

凤仙花

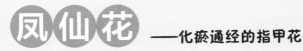

——化瘀通经的指甲花

　　秋天到了，小神农为师娘采鲜花就不那么方便了。但是，聪明的他很快就想到一个办法：收集各种花的种子。这样，来年师娘就可以在自家的后园种出美丽的鲜花来了。

　　这天，他在山坡边看到一种长披针形状叶子的植物，那叶片边缘有锐齿，基部楔形，在叶柄的附近，还有几对腺体。它的茎是直立生长的，比较粗壮，上部分枝长有柔毛。最让小神农开心的是，这种植物的花虽然已经谢了，却结出了椭圆形的蒴果，表面带有小白毛。小神农小心翼翼地采下来，因为特别成熟的种子会自然弹裂，它裂开来时，可分成5个旋卷的果瓣，里面黑色球状的种子就会全部掉在

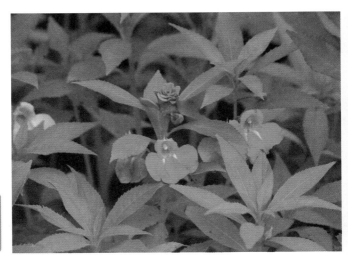

凤仙花

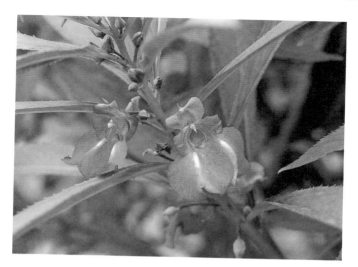

地上。

就在小神农采得不亦乐乎时，朱有德走过来："小神农，你在采什么呢？"

"师傅，这里有好多凤仙花，我采一些种子回去给师娘，她明年就可以自己种了。"小神农回答道。

"小神农还认识凤仙花呢。没有花你是怎么认出来的？"朱有德笑着说。

"这个我们村以前就有人种过。它的花挺好看的，在夏天开放，都是2～3朵同时开在叶腋，花萼呈角状，向下弯曲生长，花冠如同蝶形，颜色多样，有

凤仙花

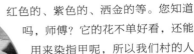

红色的、紫色的、洒金的等。您知道吗，师傅？它的花不单好看，还能用来染指甲呢，所以我们村的人都叫它指甲花。"小神农似乎对凤仙花格外了解，说得头头是道。

"你只知道它能染指甲，不知道它还能入药吧？"朱有德很高兴小神农这样细致地观察过凤仙花。

"它也能入药吗？"小神农停下采种子的动作，凑到师傅跟前来。

"凤仙花不但可以入药，而且它的种子、花、根各有不同功效，是全草入药的。其中，它的花与种子是活血通经的要药，其性温，味甘，归肾经，用来治疗瘀血肿痛、闭经、肿块积聚、痈疽疔疮、跌打损伤都非常好用；而它的根性平，味甘，最适用祛风止痛，消肿活血，对关节疼痛、咽喉骨哽有很好的治疗作用。"朱有德在那些凤仙花丛前坐下来，小神农也跟着席地而坐。

"凤仙花的茎又被称为透骨草，其利尿解毒、通经透骨的功效了得，如果被虫子、蛇咬了，可以直接用鲜茎捣烂，然后外敷，就能有效治疗了。"朱有德喝了口水继续为徒弟讲解道。

"师傅，这么说凤仙花是味活血化瘀、通经透骨的良药，我们还是不要采种子了，直接将它都采回家去吧。"小神农了解了凤仙花的作用，马上改变了采种子的主意，打起全株凤仙花的主意来。这把朱有德逗地笑个不停，也和他一起动手采挖凤仙花了。

凤仙花

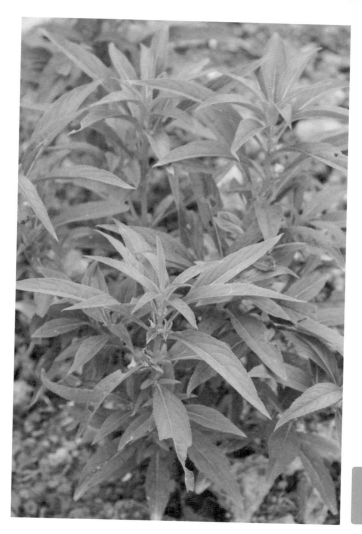

凤仙花

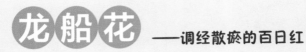

龙船花 ——调经散瘀的百日红

　　小神农那张南方药材的名单还没学完，张大爷就把南方的药材运到了。这天一大早，朱有德就收到了好多药材，他说："小神农，今天又不能上山了，要将这些药理出来才行。"

　　"师傅，这简单，我来看看都是些什么药。"小神农说着，便将最上面的一个袋子打开，里面显然是些植物的干燥花，颜色淡棕黄色，花丝很短，花柱伸在花瓣之外，非常易碎。

　　"咦，这些花是什么药呀？师傅，我不认识啊。"小神农左看右看也不知道它是什么植物的花朵。

　　"这是龙船花，在福建、广东一带可多见呢。"朱有德看了看，便说。

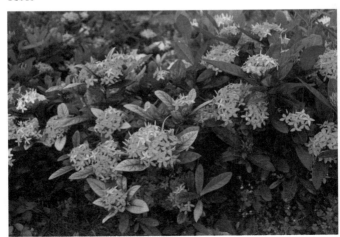

"师傅，龙船花这个名字好奇怪，是因为它长得像龙船？"小神农问。

"龙船花是一种灌木，小枝初长时是深褐色的，老后呈灰色，具有线条，叶子对生，为披针形，中脉于上面下陷，于下面凸出，非常明显。它的花序顶生，多花集在一起，花苞片很小，花萼管长1.5～2毫米，萼片分4裂，花冠长2.5～4厘米，顶端分4裂，近倒卵形，颜色红艳。花谢之后，会结双生球形果，中间有一条沟，成熟后变红黑色，里面有上面凸、下面凹的种子。"朱有德一边说，一边拿起花给小神农看。

"那就是说它的种子或者叶子像龙船啦？我还是觉得一点儿也不形象。"小神农觉得这个名字不好。

"它还有一个名字，叫百日红，因为它的花期非常长，一年当中的3～12月都在开花。"朱有德笑起来。

"嗯，还是这个名字比较合理。不过，这百日红有什么功效呢？"小神农又问。

"百日红其实全株都可入药，你张大爷只采办了干燥花，也算很不容易了。"朱有德点着头说，"它性凉，味苦、涩，其根、茎部分可清热凉血、止痛止咳，治疗咯血、风湿、跌打损伤、胃痛等症；而它的花则专门用来调理血症，比如闭经、月事不调等。所以，这是一味调经散瘀、止血清热的药材。"

"我知道了，师傅，这些药要放在药库南面的药架上，对不对？"小神农现在对药材的打理已经非常熟悉，严格遵循着师傅的药材分放与存储原则。

"对，将它们提过去吧。"朱有德笑着，将那些药递给小神农，自己则开始看其他药材了。

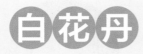

白花丹 ——治疗血瘀血闭的民族常见药

朱有德打开的袋子里是一些草，全草连根带叶，打折之后扎成小捆，非常整齐地码放在大麻布袋中，颜色淡褐，叶子黄绿。

"嗯，这应该是白花丹了，品质不错。"朱有德一边说着，一边拿起一小捆放在鼻子下嗅闻。

"师傅，什么白花丹呀？"小神农说着，早从药库走出来了，他看到师傅手里的一捆干草茎，不由好奇："这也没有花呀？"

"因为当地人会在它花谢之后才去采集，所以你是看不到花的。"朱有德笑起来。

"那为什么叫白花丹呢？是不是开白色的花？"小神农已经有几

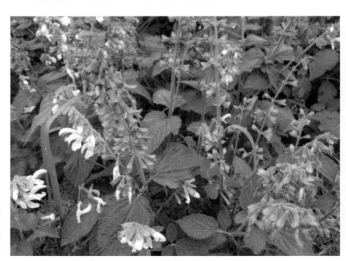

白花丹

分了解植物名称的规律了，很多植物都是因为花的颜色、形状等特点而命名的，比如刚刚拿到药库的百日红就是这样。

"对，白花丹是一种常绿半灌木，分枝很多，枝条开散蔓延生长，有的带有明显钙质颗粒。它的叶子很薄，为长卵形，每年10月到次年的3月为花期，花序穗状，多花簇生，花苞片狭长，如同卵状三角形，花萼筒状，前端5裂，呈三角形。花冠颜色发白，也有微蓝白色的，花瓣倒卵形。花谢之后，结长椭圆形的淡黄色蒴果，里面含红褐色的种子。"朱有德说着，在干茎中找出一棵未落的蒴果让小神农细看。

"师傅，真是的呢。它里面的种子好小，长度约7毫米，是扁圆状的，厚约0.6毫米，宽1.5毫米。"小神农将那细小的种子放在手心里，小心地看着。

"白花丹的根以及地上部分都可以入药，你看我们现在用的就是地上部分以及一部分根茎。"朱有德又给小神农分析。

"师傅，这白花丹的功效是什么呢？它既是越冬生长的植物，我觉得性质应该偏寒才对。"小神农也自己分析起来。

"这可错了。白花丹性温，味辛、苦、涩，所以，它祛风散瘀效果良好，一般血瘀经闭、跌打损伤、肿毒恶疮、关节痹痛都可以用白花丹治疗，是味活血散瘀的药材呢。"朱有德连忙纠正小神农。

"哦，我明白了，那就将它与百日红放在一排吧，谁让它们功效相近呢。"小神农自言自语着，提起那些白花丹往药库走去。

白花丹

刘寄奴

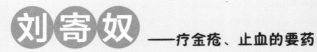

——疗金疮、止血的要药

"师傅，怎么又是一捆捆的干草呢？一点新意也没有。"小神农再次打开一个药袋，看到又是些干燥的圆形枝茎与皱缩叶子，马上抗议起来。

"虽然都是干草，却是完全不同的药材。我们只要在功效上求新意就够了，管它长成什么样呢？"朱有德看着小神农一脸不快的样子，开导他说。

"那这又是什么花呀？还是什么草？"小神农噘着嘴问。

"它不叫花也不叫草，叫做刘寄奴，多产于广东。"朱有德小心地将那药材拿在手上，仔细看了一遍。

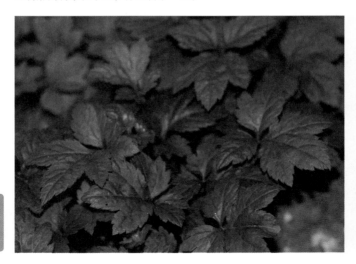

"这是什么名字呀，感觉像个人名。"这下小神农不觉得没新意了，而是好奇起来。

"刘寄奴是它的学名，广东当地人都称它为甜菜仔。其实，它就是一种多年生的草本植物，茎直立生长，可高50～150厘米，茎上有细纵棱，上部分枝，嫩枝长有白色蛛丝状柔毛。叶片为1～2回羽状全裂，卵形，纸质，两面带有短柔毛，等到叶子变老，这些毛就自然脱落了。"朱有德摘下一片干叶，递到小神农眼前。

"那它开不开花？结不结果？"小神农看完，马上又问。

"只要不是孢子传播的植物，一般都会开花。它就在秋天开花，为头状花序，花朵在小枝上排列成穗状，密集生长。总苞片有3～4层，花朵分雌性与两性，其中两性花多，雌性花少，为3～6朵。花谢了，就会结出倒卵形的小瘦果来了。"

"它的名字倒是够奇特的，那功效怎么样呢？"小神农想了半天，也不知如何来定位这药材的功效。

"刘寄奴性平，味甘、淡、微苦，归心、肝、脾经，所以破血通经能力很强，同时还能消积除胀。《开宝本草》中说。它'疗金疮，止血为要药，产后余疾，下血、止痛'；《日华子本草》还说'治心腹痛，下气水胀、血气，通妇人经脉症结，止霍乱水泻'。所以，这是治疗经闭、恶露不尽、产后瘀滞腹痛、金疮出血、便血、跌打损伤、食积腹痛等症的好药材。"

"没想到它长得不起眼，功效却还不错。好吧，我下次不小瞧它了。"小神农顽皮地扮了个鬼脸，直接将整袋刘寄奴扛到药库中去了。

刘寄奴

蒲葵
——治外伤出血的大蒲扇

　　小神农放好了药材，赶紧跑出来，就怕师傅打理得太快，自己会错过不知名的药材。可是，他出来时却看到师傅坐在一边喝起茶来，悠闲自在。

　　"师傅，您是不是累了？"小神农问。

　　"不累，师傅就是想起之前给你讲过一味叫棕榈的药材，你还记得吗？"朱有德问。

　　"记得呀，难道这里面就有棕榈？"小神农敏感地问。

　　"这里没有，不过，这味药却与棕榈相差不多。"朱有德说着，

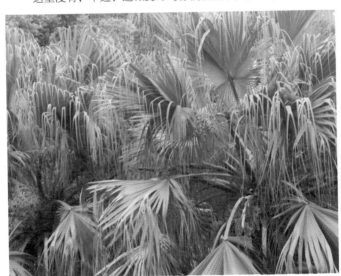

蒲
葵

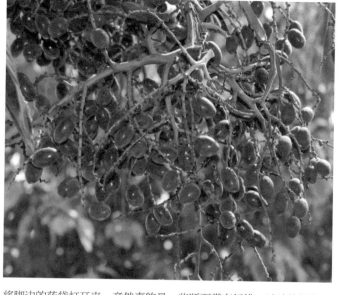

将脚边的药袋打开来，竟然真的是一些断面带有纤维，叶片淡褐色，还长有倒刺的药材。

"师傅，这是什么药呀，怎么长得和棕榈一样呢？"小神农马上问。

"它叫做蒲葵，和棕榈有相似的地方。但是，它的茎基部膨大，纤维较棕榈要少一些，叶子的分裂也比棕榈浅。"朱有德拿着一块药材给小神农分析。

"师傅，您快给我仔细说说这蒲葵的原植株特征，不然我要与棕榈混在一起了。"小神农着急起来。

"好吧，你先坐下。"朱有德又喝一口茶，不紧不慢地说："蒲葵为乔木，高5～20米，叶片为肾状扇形，直径可达1米，掌状深

裂,裂片呈线形。它每年4月开花,花序圆锥状,粗壮,总花序可长
1米,总梗上分6~7个佛焰苞。它的花很小,雌雄异株,花萼为三角
形的急尖状,边缘有干膜质,花冠长于花萼,花瓣为半卵形急尖裂
片,基部合生成杯状。花谢之后,会生橄榄状的果实,颜色黑褐,里
面有椭圆形的种子,种脊对面的中下部有胚芽。"

"师傅,我知道了。棕榈要比它稍矮一些,而且叶片分裂更深,
开花也是雌雄同株的,对不对?"小神农问。

"不错,你已经掌握了棕榈和蒲葵的主要特征了。"朱有德点着
头说。

"师傅,这蒲葵的功效是什么呢?难道与棕榈也有相似之处?"

"这次真让你说对了,它们长得有相似之处,功效也有相似之
处,那就是都可用于血症调治上。"朱有德非常肯定小神农的说法,
"蒲葵其味淡平,消瘀止血、败毒功效强大,《陆川本草》说它'止

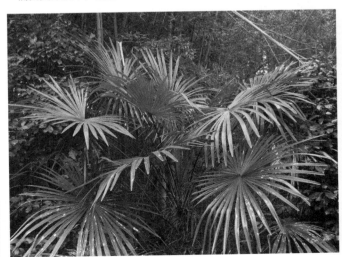

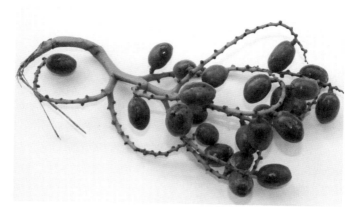

血，治外伤出血'，而《岭南采药录》则说它'叶柄于新瓦上煅灰冲服，或炒香煎水饮，能治血崩'。所以血崩、经量过多、外伤出血、痈肿疔疮等症都可以用它。"

"真好，要是能有片新鲜的大叶子做成蒲扇就好了。"小神农一边叹息着，一边将药材运到库房中去了。

蒲葵

红丝线

——最能止血的血见愁

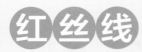

　　小神农觉得这次张大爷送来的药材太多了，他才来回跑了几次，药架就已经被放满了。就在他在药库腾挪地方的时候，朱有德突然在外面叫他："小神农，快来，这味药你一定要看看才行。"

　　"师傅，是不是有什么新奇的药了？"小神农激动地跑出来。可是，他又一次失望了，这次依旧是一些小捆的草，其茎枝更细一些，干燥、易折，也没有什么特别的味道。

　　"不是它有多特别，而是师傅一直想要一些这种药，没想到你张大爷放在心上，竟真的给我们带回来了。"朱有德显得比小神农还激动。

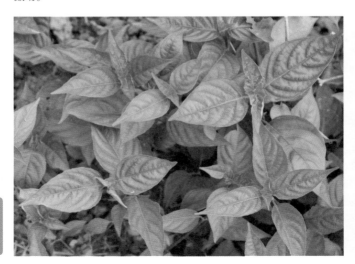

"师傅，这是什么药啊？您怎么一定要用它呢？"小神农不解起来。

"这是红丝线，是山蓝的全草炮制而成。不过它还有另外一个名字，叫做血见愁，因为它性凉，味甘、淡，散瘀清肺、止血功能非常强，《岭南采药录》就说过，用它可以专治吐血、痰炎咳嗽。"朱有德说得很快，小神农已经开始对它有些好奇了。

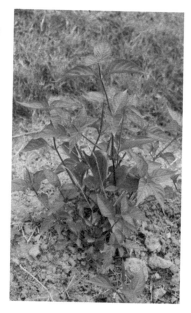

"师傅，山蓝到底长成什么样呀？就这么一棵小草，怎么止血功效这么强呢？"小神农原来是好奇山蓝的样子。

"说起山蓝，倒比较好认，它是一种不大的灌木，它的小枝、叶下、叶柄以及花梗、花萼、花冠上都有淡黄色的毛。它的上部叶子多假双生，大小不一样，大的椭圆形，小的宽卵形，但都带有膜质，是全缘的，叶面上方深绿，下面灰绿。"朱有德一边想一边说，"山蓝是5~8月开花的，花序无柄，多2~3朵簇生于叶腋，花萼杯状，花冠淡紫色，星形，顶端分5裂，裂片披针形。花谢之后，会结球形浆果，成熟了就变成了红色，里面含有多数种子，颜色淡黄，形状三角形，为压扁状，并带有凸出的网纹。"

"哦，这就是血见愁呀，没想到那么不听话的血，居然被这样的小草给治住了，真有意思。"小神农说着，自己咯咯笑起来。

红丝线

苦石莲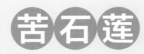
——清热散瘀的南蛇簕

就在朱有德想要打开最后一袋药材时，他的妻子却叫他们吃饭了。朱有德直直腰，看看天色，说："没想到一上午这么快就过去了。小神农，我们吃完饭再整理吧？"

"师傅，就还剩这最后一味药了，还是弄完再吃吧，下午再打扫一下卫生，明天就可以安心上山了呀。"小神农可一点也不感觉累。

"好，那就听你的。"朱有德很满意，小神农人虽然小，但办事非常讲条理，什么事都安排得井井有条。

"师傅，这味药明显有苦味，应该是味好药吧。"小神农刚打开袋子就闻到了淡淡的苦味，但这味药材是一些椭圆形的种子，两端较

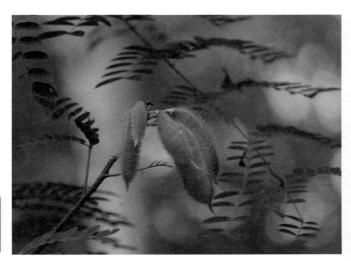

钝，外表黑褐色，比较光滑，并生有细密的环状横纹。在种子的基部有珠柄残基，旁边长有一个小圆形的合点。

"嗯，确实是不错的一味药，而且是少数民族多用的药材。它叫苦石莲，被云南、贵州一带称为南蛇簕，它是取种子入药的。"朱有德抓了一些放在手里仔细看。

"南蛇簕？这是个什么名字呀，是不是长得像蛇，或者是蛇怕的东西？"小神农胡乱猜测着。

"应该是蛇怕的东西，因为它能治疗毒蛇咬伤，还能治疮疡肿毒、皮肤瘙痒。不过，它除了以上功效，还能治流尿血、淋浊、痢疾、跌打损伤等症，这都是因为它性寒，味苦，归心、脾、肾经，可散瘀、清热的缘故。"朱有德一边说，一边将一部分药放进手边的小盒子中，其余的则封在袋内，方便存到药库中去。

"师傅，这南蛇簕长成什么样子呢？会不会长得也很奇怪？"小神农扛起药袋，忽然想起还不知道它的原形特征。

"哦，没什么奇怪的，它就是一种有刺的藤本植物，全身带有短柔毛，叶片是2回双数羽状复叶，羽片5～8对，为锥状，小叶则12～24枚，为矩形。它每年3～4月开花，花序圆锥状，花序轴上生刺和柔毛。它的苞片比较大，是椭圆形的，带有茸毛。花萼呈阔倒卵形，分5裂，裂片矩形，花瓣5枚，倒卵形，为紫红色。花谢之后，就会结出矩形的椭圆状荚果，外表长有密被棕色针刺，前端有尖喙，荚果内有7粒种子，就是我们看到的这样了，除去这层皮，里面可以看到2片棕色的肥厚子叶，极富油质……"

"你们师徒说完了没有，饭都冷了。"小神农正听得全神贯注，师娘已经站在身后了。

朱有德与小神农对视一下，两人马上非常默契地将药材放好，一起回厨房吃饭去了。

驳骨丹 ——活络行气的小·驳骨

吃过午饭，小神农顾不上休息，便开始为药堂中的各个抽屉添补药材。朱有德则负责在药库中往外拿药，他要顺便记录各种药材的储备量。

只见他将一种茎圆柱形，叶子多皱，呈完整狭披针状的药材拿出来，看了看说："哎呀，这种驳骨丹可不多了，下次要让你张大爷带一些才行。"

"师傅，它叫驳骨丹吗？我只听说过大驳骨这个名字，还是第一次听说驳骨丹呢。"小神农马上仔细看。

"它与大驳骨有些不同，不过，却有相似之处，所以又被叫做小驳骨。"朱有德解释说。

"小驳骨，是不是比大驳骨的功效要差一些？大驳骨可是破瘀生新的还魂草呢。"小神农对大驳骨记忆深刻。

"小驳骨虽然不敢叫还魂草，但其祛瘀生新、活络行气之效也一样强大，它性微温，味苦、辛，全株皆可入药，对于血瘀肿痛、骨折、风湿、跌打损伤也称得上专用药，所以才叫小驳骨呀。"朱有德说道。

"那它们长得一样吗？小驳骨会长成什么样呢？"小神农还真怕自己把大驳骨当成小驳骨了。

"小驳骨是一种灌木，全株无毛，高可以长1.5米，叶片互生，为披针形，叶子全缘，前端尖，基部楔形。叶表是青绿色的，叶面则为黄绿色，比较光亮，它的中脉明显，和侧脉都是深紫色的。它的花序为穗状，生于枝上部的叶腋内，花苞狭小，容易脱落，花萼5齿，

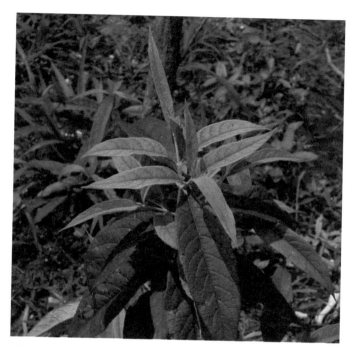

呈线形，花冠为唇形状，颜色白或者粉红，上面带有紫斑。花谢之后，会结棒状的蒴果。"朱有德说得很仔细，就是为了让小神农分辨清楚。

　　"这下我就明白了，小驳骨虽然与大驳骨的名字相近，但形态特征可完全不同，这下我分得清了。"小神农自信满满地笑起来。

　　"除了特征要分清楚，也要区别功效哦。可不能因为功效相近，就随便用小驳骨代替大驳骨了。"朱有德提醒说。

　　"放心吧，师傅，我可不会做这样的事。"小神农端起师傅倒出的驳骨丹，一溜小跑着朝药堂而去。

——能活血消炎的四块瓦

　　因为一整天都在打理那些南方的药材，小神农吃过晚饭后，不觉又感慨起南方药材的多样来。于是，他拿出那张药材名单，看看还有几味没有了解清楚。他决定查阅一味药材再睡觉，就挑中了及己，开始翻找资料了。

　　很快，他在书中看到了及己的介绍，说它又叫四块瓦，是一种多年生的草本植物，多生长在广东、广西、湖北一带，全草可入药。再看药效，竟然是一味活血消炎的药，《民间用药》中说"散瘀活血、抗菌消炎，治跌伤，扭伤，骨折，疖肿，经闭"。

　　"看来及己也是味不错的中药，可是它长成什么样子呢？"小神农自语着，将桌面上的几本书翻了个遍，可怎么也找不到及己的形态特征。这下他着急了，如果只知道功效，却不认识药的原形，这不

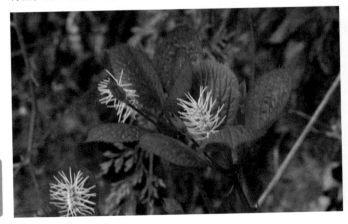

就成虎头蛇尾了吗？做事可不能这样，小神农马上披上衣服，去找师傅了。

师傅正在统计药材的账目，看到小神农进来，便问："怎么还不睡呀，一天还不嫌累？"

"师傅，我刚看到及己这味药的功效，可是怎么也找不到它的原形特征，所以睡不着了。"小神农揉着眼睛，其实他已经累了，只是心里有事，不想睡。

"就这点小事呀，那师傅告诉你就好了。"朱有德看看小神农的样子，笑了起来，"及己是一种高15~50厘米的草，根茎横生，比较粗短，带黄色须根。它的茎直立单生，或者丛生，有明显的节，但没有毛。叶子对片，4~6片生在上部，为椭圆形。叶缘有细密的锯齿，齿尖还有一个腺体。它每年4~5月开花，花序为穗状，顶生，花苞片三角形，花朵白色，生有3个雄蕊，柱头粗短。花一谢，它就会长出球形的绿色核果，也就是它的种子了。"

"师傅，如果不看种子的话，我感觉它倒有些像狗尾草。"小神农这下豁然开朗，笑了起来。

"可不能这样想，不论是茎还是叶子又或者种子，都是一体的，不能抛开哪一部分来看待它们。"朱有德对药材问题从来都一丝不苟，"功效你都知道了？"

"知道了，是活血散瘀的药，用来治疗跌打损伤以及经闭疔肿等症。"小神农马上说。

"不全面，它治的病可不仅这么点。般月经不调、闭经、无名肿毒、皮肤瘙痒、疮疖、疔肿以及虫毒等症，都可以用及己的。好了，现在快去睡吧。"朱有德打个哈欠，自己也感觉累了。

"师傅，您也早点睡吧，我们明天还要上山呢。"小神农说完，这才满意地回房间去了。

地锦
——破瘀活筋的血风草

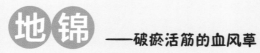

进入秋天，山上的色彩似乎也从单一的绿色变得多姿多彩，小神农看着远处的一株红叶植物说："师傅，秋天山上的风景可真好呀，连树叶都变红了，就像换了件新衣服似的。"

"哈哈，你以为是过年了吗？还换新衣服。"朱有德被小神农孩子气的话逗得大笑。

小神农可不管这些，他想怎么说还是怎么说，在师傅面前，他总感觉是最自在的。所以，他指着山坡路边的几株小草说："师傅，您看这小草，也穿起了紫红色的衣服来了。"

朱有德不知道他指的是什么，特别低下头细看，原来是一种匍

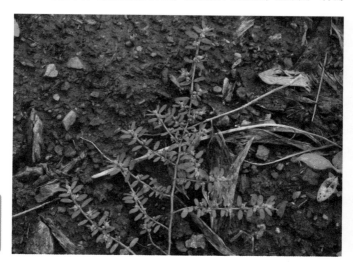

匐生长的草本植物。那植物的茎纤细，四下扩散生长，茎上带有紫红色，叶子则是对生的矩形状，边缘还有细齿。只不过，叶子是绿中带有淡红的颜色。

"这可不是它临时换的'衣服'，它本来就是这个颜色呢。"朱有德停下脚步，准备为小神农讲解这株植物。

"哟，这小草倒挺有先见之明的，居然从小就穿着红色的衣服呢。"小神农调侃着说。

"这叫地锦，你不会不认识吧？它可是一味中药。"朱有德见他总是不严肃，只好自己先告诉他了。

"不会吧？居然是药呀。"小神农果然马上郑重起来。

"当然是真的，它叫地锦，又名血风草，它性温，味辛、涩，归肝经，破瘀、活筋、通络、祛风、止血功效很强，治疗产后血瘀、跌打损伤、风湿痹痛、偏正头痛、腹生结块、溃疡不敛等都很不错呢。"朱有德竟坐在坡边不走了。

小神农当然知道，师傅这是要让自己仔细看看它们呢。于是他挖起一棵地锦，仔细地看了一遍，忽然问："师傅，它会开花吗？"

"当然会开呀，它的花序是杯状的，单生在叶腋，总苞是倒圆锥形，颜色浅红，顶端开4裂，裂片呈三角形，有4枚腺体。花瓣很小，颜色多为白色，花期不长，花谢后会结小三棱状的球形蒴果，里面有黑褐色的种子，外面包有白色蜡粉。"朱有德见小神农都观察仔细了，才又站起来，继续朝山上走去。

"师傅，我们为什么不采集这些地锦呀？"小神农在后面问。

"太少了，不值得，还是去采其他的药吧。"朱有德加快了脚步，小神农只好丢开地锦，追师傅去了。

地锦

齿瓣延胡索
——理气活血的蓝花菜

朱有德没走多远，就在山坡中部发现了让他心仪的药材，那是一种茎部直立生长，分枝极少，却在基部有一枚大而反卷鳞片的植物。在鳞片的腋内，有腋生的块茎和枝条。它只有2枚茎生叶，为2～3回出，末回小叶变异极大，有的带粗齿，有的则全缘，整个则呈现为宽椭圆形。

朱有德很高兴地说："小神农，快来看，这里居然有齿瓣延胡索。"

"师傅，它怎么叫这样的名字呀？真是奇怪。"小神农凑过去，认真看那植物，"不过，它的样子长得也挺奇怪的，总感觉有些扭曲状。您看它的叶子，怎么能长成这样呢？"小神农边看边说个不停。

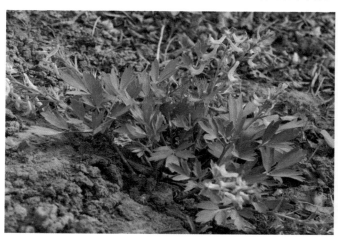

"这个名字确实有些怪，不过，民间又叫它蓝花菜，因为它会开蓝色的小花。"朱有德为小神农讲起齿瓣延胡索的花朵特征来，"它的花序为总状，花朵6～20朵密集生长，苞片楔形，带有多裂。花梗很长，萼片不大，花瓣外边宽展，边缘有浅齿，顶端下陷，颜色为蓝色，也有白色或者紫蓝色的。花谢了，

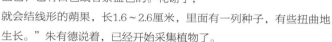

就会结线形的蒴果，长1.6～2.6厘米，里面有一列种子，有些扭曲地生长。"朱有德说着，已经开始采集植物了。

"师傅，这种药材的药性是什么？有什么功效呢？"小神农也连忙动手与师傅一起采集。

"齿瓣延胡索性温，味辛、苦，归肝、胃经，以理气活血、散瘀止痛著称。《开宝本草》说它'主破血，产后诸病，因血所为者'，所以，它最大的功效就在于调理气血了。妇女若生了月事不调、腹中结块、崩中淋露、产后血运、暴血冲上、因损下血等症，都需要它来治疗呢。"

"果然是味好药，师傅，那边还有很多呢，我过去采。"小神农说着，便往坡那边跑，一不小心摔倒了。

"怎么样？快点起来，每次都让你小心些，怎么老是毛手毛脚的呢！"朱有德连忙扔掉药筐，去将小神农扶起来。小神农看看师傅一脸紧张的样子，却嘿嘿地笑起来。

齿瓣延胡索

陆英
——健脾疏肝又能活血的七叶金

随着小神农看的医书越来越多，他对各类药材也了解得越来越多，有时候，他说的话让朱有德也不得不大吃一惊。

这天，朱有德带着小神农在山上寻找药材，很快就发现了中药陆英的踪迹，于是高兴地对小神农说："看看，又找到宝贝了。这味药认不认识呀？"

没想到，小神农咬着手指看了一圈，便胸有成竹地说："原来是陆英呀。"

朱有德几乎不敢相信自己的耳朵，虽然这不是什么特别的药材，但至少自己还没有教给过小神农，没想到他这么轻松就认出来了。

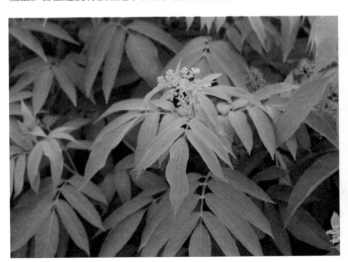

陆英

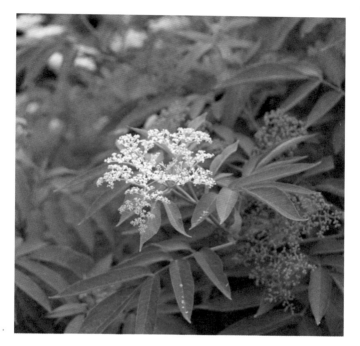

　　"给我说说你的根据吧，你是怎么认出来的？"朱有德显得很好奇。

　　"我前几天看师傅总结的草药标识，其中刚好有对陆英这味中药的介绍，说陆英又名七叶金，为高大草本植物，其茎有棱条，髓部白色，叶为对生，奇数羽状，托叶为线形，小叶披针形，边缘有细齿。"小神农笑着说，"这不和这株植物完全吻合吗？"

　　"哦，原来小神农自己偷偷用功了啊。那陆英开什么花，结什么样的果实呢？"朱有德很高兴小神农能主动看自己写的那些药材知识，便继续引导他。

陆
英

"陆英是4~5月开花的，它的花序很大，为复伞状顶生，各级花梗上很少长毛，但有不孕花和黄色的杯状腺体。它的苞片线形，萼筒杯状，萼齿呈三角形，花朵很小，开放时为辐状，前端分裂成卵形，反曲生长。等到花一谢，它就会结出浆果，为球形的红色果实，里面会有2~3粒核，是卵形的，表面还有凸起的小疣，也就是它的种子了。"小神农说得非常流利。

"不错，说得非常好。"朱有德点着头，"那你知道它的功效吗？"

"您那个本子中没有说，我自己查了《本经》。书中说它'主骨间诸痹，四肢拘挛疼酸，膝寒痛，阴痿，短气不足，脚肿'，这应该是味祛风活络的药材吧。"小神农不太确定地说。

"这只是它功效的一个方面，陆英性平，味甘淡、微苦，其根可祛风活络、散瘀消肿，而它的茎和叶子则又起活血止痛、利尿消肿的

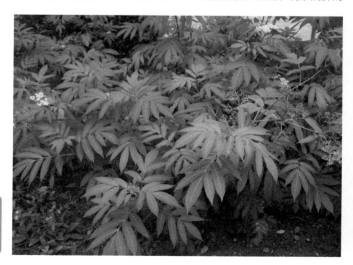

陆英

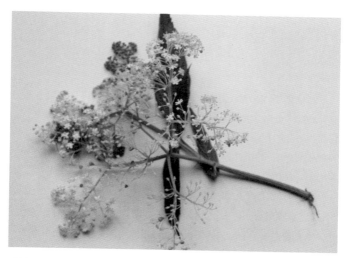

功效。因此，陆英不但祛风活络，更能疏肝健脾、活血化瘀，对于跌打损伤、风湿关节疼痛、腰膝酸痛、水肿、肝肾病症都有治疗作用。"朱有德帮小神农补充着，为的是让他更加全面地了解陆英。

"哎呀，我太马虎了，这么多功效都没看到呢。"小神农听完，不禁懊恼起来。

"哈哈，没关系，慢慢会越来越好的，你要继续用功哦。"朱有德笑着拍了拍小神农的头，又继续往山上走了。

陆英

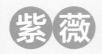

紫薇

——血隔癥瘕不可缺少的红花

　　师徒两个在山坡上走着，小神农不时看一下脚下的小草。没想到，在他不经意拨弄茂盛的草丛时，就在里面看到一朵颜色紫红，边缘带有皱曲的花朵。花开得正艳，顶生于一条倒在草丛中的细茎上，花萼长1厘米，萼筒外还有棱槽，前面开成6个浅裂，与6瓣近圆形的花瓣刚好对称生长。

　　"师傅，这是什么花，长的真好看呀。"小神农惊讶地问。

　　"这是紫薇呀，开出的花当然就是紫薇花了。"朱有德看了看，原来紫薇长在前面不远的树下，这条枝茎因为倒地生长，所以才在草丛中开出花来，"它平时肯定晒不到太阳，所以开放时间比其他花朵

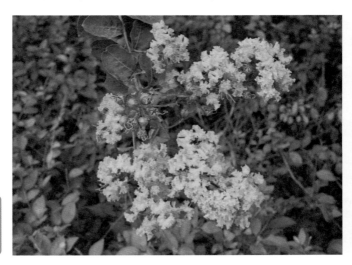

晚了些，你看那边的主枝早没有花了。"

"哦，原来这里有一大丛呀。师傅，它的主茎可真高，您看都快够到树枝了呢。"小神农沿着倒地的细茎一直看到紫薇的主茎跟前。

"嗯，紫薇是落叶小灌木，最高的可长到7米。不过，它的茎条却很光滑的，只有幼枝会生有4棱。它的叶子也很平滑，带有光泽，为椭圆形的，前面尖，基部阔楔形。"朱有德点着头说。

"我看到了，师傅。这圆球形的蒴果就是它的种子吧？也很光滑呢，还有些绿中带红的颜色，除前端有宿存花萼之外，其他都是光滑的。"小神农也学着师傅的样子，仔细观察着整株紫薇。

"不错，紫薇是一种长得非常好看的植物，民间形容它'盛夏绿遮眼，此花红满堂'。所以，它全株开花时，可是非常壮观的呢。"朱有德似乎也很喜欢这丛紫薇，"不仅如此，《本草纲目》也对它大加赞赏，说它皮、木、花都可入药，而且功效都非常好。"

"师傅，就是说紫薇也是药材，是吗？"小神农这下明白师傅为什么这样喜欢它了。

"对，紫薇性寒，味苦、微酸，清热凉血、活血通经功效了得。《本草纲目》说它可驱虫、止痛、消肿、治疗白痢、产后血崩不止、小儿烂头胎毒等症，而《滇南本草》则说它'治产后血崩不止，血隔癥瘕，崩中，带下淋漓，疥癞癣疮'。由此，你就可以知道紫薇的功用了。"

"既然它是这么好的药材，我们要不要采回家去呀？"小神农这下可犯难了。

"我看，咱们连根挖回去，种在后园中，又有花看，又有药材，这不是两全其美吗？"朱有德说着，已经准备行动了。

"师傅这个主意好，那我们快来挖紫薇吧。"小神农一听茅塞顿开，马上拿着药铲开始采挖紫薇了。

紫薇

蜘蛛香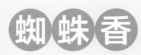

——能和中活血的养心·莲

　　小神农自从学了那张南方草药名单之后，变得格外注重对药材的分析。这天他在药堂打扫卫生，因为没有病人，便将顶上的抽屉搬下来，一格一格清扫。

　　在最上排的那个抽屉里，放着一些圆柱形根茎类的药材，它表面灰褐色，摸上去挺坚硬的，断面比较平整，呈灰棕色，还有维管束续排列，形成环状。

　　"咦，这是什么药呀？"小神农自语着，闻了闻那种药，有明显的苦味，但又在苦味中有一些特别的香味。

　　就在小神农抓耳挠腮想不出是什么药来的时候，朱有德从外面走

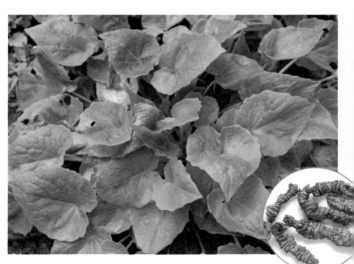

蜘蛛香

进来，看他好奇地摆弄着那些药，便说："小神农，你拿蜘蛛香做什么呀？"

"蜘蛛香？师傅，这药叫蜘蛛香吗？我说怎么有一些奇怪的香味呢。"小神农马上放下手中的药，向师傅打听起来，"师傅，您给我说说吧，这蜘蛛香是味什么药呀？"

"它是产自南方的一味草药，为多年生的草本植物。"朱有德坐到药堂柜内的椅子上说，"这种植物通常多枝丛生，表面带有短柔毛，但它的茎是横走生长的，非常粗大，为肥厚的块状，而且还有紧密的节，表面附有黄褐色叶柄残基，气味异香，就是你闻到的香味。"

"哦，原来是根香，不是叶子香呀？"小神农这下更好奇了。

"它的叶子并不香，长成心形，边缘还有微波或者小齿，叶片上面深绿，下面淡绿，两面均有柔毛，脉络明显。它的花也没有多少气味，于5~7月开放，花序顶生，为伞状，苞片呈钻形，中肋明显，上端常羽裂。花萼是内卷的，裂成10多条线形裂片，花冠是筒状的，前端分5裂，其中两性花大一些。花谢了就会结长柱形的瘦果，花萼的羽状裂片就成了瘦果顶端的羽状毛啦。"朱有德说得很仔细，小神农马上就想出蜘蛛香的原形外貌了。

"师傅，这种药是治什么病的？您怎么放那么高，也不使用呢？"小神农来了这么长时间，还是第一次看到它呢。

"蜘蛛香性温，味辛、微苦，用来理气和中，活血散寒最好，平时可以治疗小儿疳积、呕吐泄泻、肢体气肿、风湿痹痛、月事不调、跌打损伤等症。"朱有德也闻了闻蜘蛛香的味道，"不过，这味药平时不多，而且阳虚气弱的人不可以使用。鉴于这些原因，能少用自然就少用了。"

"怪不得我不认识呢，那我把它们放回去吧。"小神农说着，将那个大抽屉又放回原处，然后继续打扫起卫生来。

蜘
蛛
香

药物名称汉语拼音索引

特别鸣谢

　　本书从创作伊始到即将付梓，经历了近3年的时间，其间得到了众多同行和亲朋好友给予的建设性意见和鼎力支持，有了他们的帮助，才有本书的顺利完成和出版，在此特向齐菲、周芳、裴华、谢军成、谢言、全继红、李妍、叶红、王俊、王丽梅、徐娜、连亚坤、李斯瑶、李小儒、戴晓波、董萍、鞠玲霞、王郁松、刘士勋、余海文、李惠、矫清楠、蒋思琪、周重建、赵白宇、仇笑文、赵梅红、孙玉、吴晋、杨冬华、苏晓廷、宋伟、蒋红涛、朱进、高稳、李桂方、段其民、姜燕妮、李俊勇、李建军、王忆萍、魏丽军、徐莎莎、张荣、李佳蔚等表示诚挚的谢意！